Richter/Richter

Alzheimer in der Praxis

Bücher aus verwandten Sachgebieten

Klessmann
Wenn Eltern Kinder werden und doch die Eltern bleiben
Die Doppelbotschaft der Altersdemenz
5. A. 2001. ISBN 3-456-83551-5

Mace/Rabins
Der 36-Stunden-Tag
Die Pflege des verwirrten älteren Menschen,
speziell des Alzheimer-Kranken
5. A. 2001. ISBN 3-456-83486-1

Klauer
Denksport für Ältere
2002. ISBN 3-456-83896-4

Zinn/Davies
Hemiplegie-Merkblatt
10. A. 2003. ISBN 3-456-83967-7

Hausotter
Parkinson in der Praxis
2003. ISBN 3-456-83970-7

Bron/Pongratz
Muskeldystrophie Duchenne in der Praxis
2004. ISBN 3-456-84020-9

Hess/Steck (Hrsg.)
Neurologie-Kompendium
2002. ISBN 3-456-83019-X

Rolak/Wiendl
Fragen und Antworten zur Neurologie
2001. ISBN 3-456-83398-9

Herschkowitz
Das vernetzte Gehirn
2. A. 2002. ISBN 3-456-83884-0

Fischer
Hören – Sehen – Blicken – Zählen. Teilleistungen und ihre Störungen
2003. ISBN 3-456-83910-3

Weitere Informationen über unsere Neuerscheinungen finden Sie im Internet unter: http://verlag.hanshuber.com.

Brigitte Richter
Ralph Walter Richter

Alzheimer in der Praxis

Verlag Hans Huber
Bern · Göttingen · Toronto · Seattle

Anschrift der Autoren:
Brigitte Zöller Richter, Dipl. Pharm.
Ralph W. Richter, MO, FACP
2501 South Columbia Avenue
Tulsa, Oklahoma 74114
USA

Lektorat: Dr. Klaus Reinhardt
Bearbeitung: Karin Lüders
Herstellung: Peter E. Wüthrich, Anja Müller
Umschlag: Atelier Mühlberg, Basel
Druckvorstufe: Kösel, Krugzell
Druck und buchbinderische Verarbeitung: Kösel, Krugzell
Printed in Germany

Bibliographische Information der Deutschen Bibliothek
Die Deutsche Bibliothek verzeichnet diese Publikation in der Deutschen Nationalbibliographie; detaillierte bibliographische Daten sind im Internet über http://dnb.ddb.de abrufbar.

Anregungen und Zuschriften an:
Verlag Hans Huber
Lektorat Medizin
Länggass-Strasse 76
CH-3000 Bern 9
Tel.: 0041 (0)31 300 4500
Fax: 0041 (0)31 300 4593
E-Mail: verlag@hanshuber.com
Internet: http://verlag.hanshuber.com

1. Auflage 2004

ISBN 3-456-84020-9

Inhalt

Vorwort

Altern an sich ist für viele schon schlimm genug, aber die Alzheimer-Krankheit ist bei der älteren Bevölkerung gefürchtet: Sie ist heimtückisch, sie breitet sich nicht wie Krebs im Körper aus, sondern ergreift von der *Person* Besitz, zunächst unentdeckt und unwillkommen. Wie keine andere Seuche zerstört dieses noch unfassbare Wesen den Menschen selbst, nicht seine Organe, und richtet damit bei seinen Opfern und deren Umfeld großen Schaden an.

Jeder ist froh, wenn er davon verschont bleibt. Auch jeder Arzt? Alzheimer-Kranke sind keine gern gesehenen Patienten. Der Umgang mit ihnen ist mühsam, die Behandlung undankbar und letztlich erfolglos. Alzheimer-Patienten enden dort, wo niemand enden möchte: in der nackten, ohnmächtigen und entwürdigenden Hilflosigkeit einer nicht länger lebensfähigen Kreatur. Das kann auch die moderne Medizin nicht ändern.

Was aber kann der Arzt? Er kann sehr viel dazu beitragen, diesen abschüssigen, steinigen Lebensabschnitt ein wenig erträglicher zu machen. Der Arzt kann die letzte schwere Zeit im Leben des Patienten durch seinen Einsatz und durch sein Fachwissen unbeschwerter gestalten. Der Betroffene kann es ihm zwar persönlich nicht mehr danken, doch es ist Lohn und Dank genug zu beobachten, dass ein Alzheimer-Patient sich infolge kompetenter ärztlicher Bemühungen sicher und geborgen fühlt.

Das vorliegende Buch soll dem Arzt und all denen, die Demenzkranke versorgen, diese überaus schwere Aufgabe erleichtern. Es soll helfen, mehr Verständnis für den Patienten aufzubringen, indem man die Krankheit versteht.

Wie sehr die Betroffenen leiden, können wir nur erahnen. Wenn es uns jedoch gelingt, die Nöte der Kranken, die sich uns nicht mehr mitteilen können, herauszufinden, und ihnen Schmerz und Hunger, Furcht und Verlassenheit zu ersparen, ist viel gewonnen.

Ein Buch in diesem Umfang kann niemals vollständig sein. Um die vielfältigen Facetten der Alzheimer-Krankheit darzustellen, wären mehrere Bände erforderlich. Im Mittelpunkt dieses Buches steht der Patient, und auf ihn beziehen sich die praktischen Erklärungen und Ratschläge, die mehr auf eigenen Erfahrungen als auf Lehrbuchwissen basieren. Der tägliche Umgang mit Alzheimer-Kranken und mit ihren Familien und Betreuungspersonen bildet die Grundlage für die verschiedenen Kapitel; daher ist dieses Buch sehr individuell.

Für eventuelle Fehler oder Versäumnisse, die aus den Empfehlungen resultieren, kann keine Haftung übernommen werden. Garantiert wird hingegen ein gewinnendes Erlebnis. Der verständnisvolle und unermüdliche Einsatz für einen Alzheimer-Patienten findet Anerkennung, und sei es «nur» bei dessen Betreuungsperson. Wer einen Menschen mit Demenz versorgt und pflegt, braucht selber Zuwendung und beste Betreuung. Auch in dieser Hinsicht soll das vorliegende Buch praktischen Rat und Hilfestellung bieten.

Sofern in diesem Buch von «Arzt», «Patient» etc. in der männlichen Form die Rede ist, auch wenn weibliche Personen gemeint sind, geschieht das ausschließlich im Interesse der besseren Lesbarkeit.

Wenn es uns mit diesem Buch gelingt, das berufliche Interesse verstärkt auf den Umgang mit der Alzheimer-Krankheit und die Betreuung von Demenzkranken zu lenken, sehen wir unseren Einsatz bestätigt.

Brigitte Zöller Richter
Ralph W. Richter
Basel/Tulsa, im Oktober 2003

1 Ist es Alzheimer?

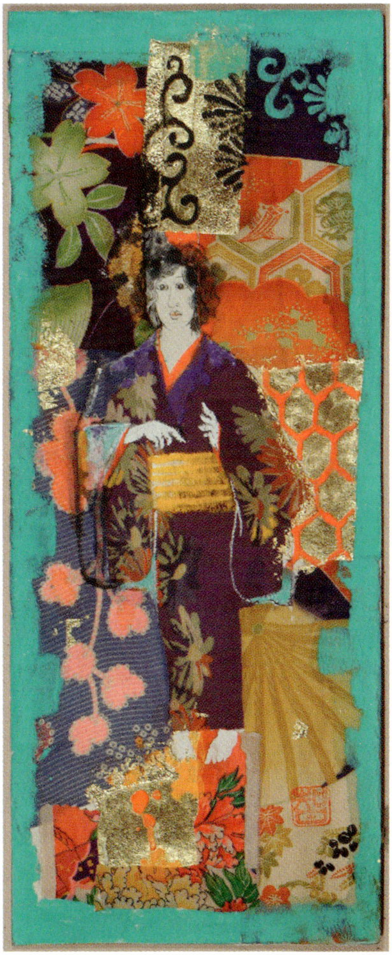

Abbildung 1-1: Das moderne Ölgemälde der Japanerin Chieko Kondo trägt den Titel «Memory». Die Künstlerin integrierte darin jahrhundertealte Fragmente verschiedener Materialien (Stoff, Reispapier), die ihr von Familienangehörigen mehrerer Generationen hinterlassen worden waren (im Besitz von Brigitte und Ralph W. Richter).

1.1 Das Gedächtnis – seine Systeme, Funktionen und Probleme

Das Gedächtnis ist das Endprodukt eines Lernvorgangs. Die Bildung von Gedächtnis als Folge der **Informationsverarbeitung** vollzieht sich in einzelnen Stufen:

1. Informationsaufnahme
2. Einspeicherung
3. Konsolidierung
4. Ablagerung
5. Abruf.

Das Gedächtnis enthält zeitabhängige Inhalte. Dementsprechend werden folgende Arten von **Zeitgedächtnis** unterschieden:

- Ultrakurzzeitgedächtnis (Hunderte von Millisekunden)
- Kurzzeitgedächtnis (Sekunden-, maximal einstelliger Minutenbereich); Synonym: primäres Gedächtnis
- Langzeitgedächtnis (Stunden, Tage, lebenslang); Synonym: sekundäres Gedächtnis.

Ein weiteres wichtiges Informationsverarbeitungssystem ist das **sensorische Gedächtnis**; es erhält Informationen durch die folgenden fünf Sinne:

1. Sehen (visuell)
2. Hören (auditiv)
3. Riechen (olfaktorisch)
4. Schmecken (gustatorisch)
5. Tasten (haptisch).

Das Gedächtnis wird nach den **Inhalten** und **Funktionen** unterteilt in:

- episodisches Gedächtnis (bezieht sich auf Einzelereignisse; autobiografisches Gedächtnis; persönliches Gedächtnis); Funktion: erinnern
- Wissenssystem (schließt Kenntnisse über die Welt, das Leben, die Sprache ein); Funktion: wissen
- prozedurales Gedächtnis (bezieht sich auf motorische und mechanische Fertigkeiten und Handlungsabläufe, z.B. Regellernen); Funktion: ändern/verändern

- «Priming» (einst wahrgenommene Inhalte oder Reizmuster werden wiedererkannt; auch perzeptuelles Repräsentationssystem genannt); Funktion: identifizieren.

Das Gedächtnis kann mit dem Alter nachlassen, wobei vornehmlich der Einbau und die Speicherung neuer Information und Lerninhalte betroffen sind. Die häufigste Einschränkung der Gedächtnisleistung ist die **Vergesslichkeit.** Sie äußert sich durch:

- Vergessen von Namen
- Verlegen von Objekten
- Vergessen von Telefonnummern/Kontonummern
- Vergessen von Wörtern und Begriffen (Wortfindungsstörung)
- Wiederholen von Gesagtem.

1.2 Ist Vergesslichkeit im Alter normal?

Ist Vergesslichkeit im Alter normal oder Zeichen einer (beginnenden) Krankheit? Diese Frage hat ältere Menschen und Experten schon immer beschäftigt. Und sie kann noch immer nicht eindeutig beantwortet werden. Mit hochauflösenden bildgebenden Verfahren ist es zwar möglich, auffällige Veränderungen im Gehirn sichtbar zu machen, die dann dem kognitiven Status der jeweiligen Person zugeordnet und statistisch ausgewertet werden können; aus klinischer und diagnostischer Sicht sind diese Experimente bisher jedoch wenig hilfreich.

Wie fließend die Grenzen noch immer sind (vgl. **Abb. 1-2**), zeigt sich unter anderem am Beispiel von Untersuchungen des Metabolismus in verschiedenen Hirnregionen. So zeigt sich im funktionellen Kernspin-Tomogramm (fMRI, *functional magnetic resonance imaging*) eine Hippokampus-Dysfunktion im Rahmen der normalen («benignen») Alterungsprozesse. Die hippokampale Dysfunktion kann aber auch das erste pathologische Symptom einer Krankheit sein. Wann der kognitive Abbau von «benigne» zu «maligne» oder pathologisch übergeht, wurde noch nicht herausgefunden oder gar exakt definiert.

Erschwerend kommt hinzu, dass auch beobachtete klinisch-pathologische Korrelationen zwischen Alzheimer-Pathologie und kognitiver Funktion Diskrepanzen aufweisen. So lassen sich autoptisch immer wieder Fälle von Patienten mit massivem neuropathologischem Befund bei intakter Kognition dokumentieren.

Kognitive Ausfälle müssen also nicht zwangsläufig zu einer Demenz führen. Knapp die Hälfte aller Personen mit kognitiver Beeinträchtigung bleibt

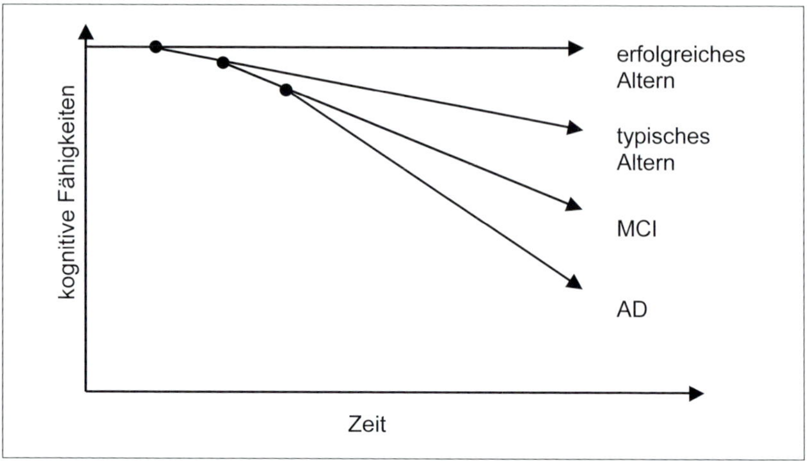

Abbildung 1-2: Kognitives Altern. Hypothetische Darstellung des zeitlichen Verlaufes des kognitiven Funktionierens unter verschiedenen Bedingungen: erfolgreiches, typisches («normales»), krankhaftes Altern. MCI = leichte kognitive Beeinträchtigung; AD = Alzheimer-Krankheit (nach K. Taylor/A.U. Monsch; mit freundlicher Genehmigung).

über Jahre stabil und erkrankt, wenn überhaupt, erst im sehr hohen Alter an Demenz.

Sind Frauen benachteiligt?

Verläuft der Verlust der kognitiven Fähigkeiten bei Frauen schneller als bei Männern? Eine Reihe von Studien stützt diese Annahme, andere dokumentieren für die beiden Geschlechter keine Unterschiede im Verlauf der Alzheimer-Krankheit. Verschiedene Unstimmigkeiten sind mit methodischen Problemen und Unterschieden zu erklären. Einige Autoren betrachten Faktoren wie Schulbildung, Beruf und Lebensstil oder Hormonstatus als Ursache für die abweichenden Befunde.

In einer kürzlich publizierten großen Kohortenstudie wurden ca. 900 Männer und Frauen im mittleren Alter von 75 Jahren bis zu acht Jahre beobachtet und ausgiebig neuropsychologisch getestet. Die Autoren kommen zu dem Schluss, dass der kognitive Abbau bei Männern und Frauen gleich verläuft. Auch konnten keine geschlechtsspezifischen Unterschiede bezüglich des Risikos für die Entwicklung einer Alzheimer-Krankheit festgestellt werden.

Der terminale kognitive Abbau

In den letzten Lebensjahren nehmen die kognitiven Funktionen eines Menschen rapide ab. Diese relativ alte Hypothese wurde kürzlich durch eine neue langjährige Beobachtungsstudie bestätigt. Bei allen dokumentierten Todesfällen in dieser Studie zeigte sich ein deutlich beschleunigter terminaler kognitiver Abbau, wenn auch in unterschiedlicher Ausprägung.

1.3 Die leichte kognitive Beeinträchtigung (MCI)

Unter dem Begriff **leichte kognitive Beeinträchtigung** (*mild cognitive impairment*, MCI) wird heute ein Zustand bezeichnet, der zwischen dem (benignen) Gedächtnisverlust als Ausdruck des normalen Alterungsprozesses und der Demenz liegt. Dieses Stadium ist durch erste kognitive Ausfälle charakterisiert, ohne dass dabei die Ausführung der Aktivitäten des täglichen Lebens (*activities of daily living*, ADL) schwerwiegend behindert ist.

MCI kann eine Vorstufe zur Alzheimer-Krankheit sein oder, allgemeiner gefasst, eine Prädemenz. Der Ausgang ist in jedem Fall ungewiss. Während der Zustand bei einem großen Teil der Betroffenen über viele Jahre unverändert bleibt oder wieder normale kognitive Fähigkeiten erlangt werden, entwickeln andere im Laufe der Zeit die Alzheimer-Demenz.

Klinisch wird MCI definiert als Beeinträchtigung in einem oder mehreren kognitiven Bereichen – meistens ist das Gedächtnis betroffen – oder als leichter Abbau der globalen kognitiven Leistungsfähigkeit, der über den normalen, altersentsprechenden Verlust hinausgeht. Im Gegensatz zur Demenz ist dieser Abbau jedoch so gering, dass daraus (noch) keine Einschränkungen im sozialen und beruflichen Umfeld resultieren.

Trotzdem sollten Personen mit MCI erkannt werden, da nach übereinstimmender Expertenmeinung sehr viel dafür spricht, dass sie einem erhöhten Risiko für die Entwicklung einer Demenz ausgesetzt sind.

Die im Augenblick gültigen Kriterien für diese mögliche Form der Prä-Alzheimer-Demenz sind:

- Gedächtnisbeschwerden (möglichst durch eine Kontaktperson bestätigt)
- objektive Beeinträchtigung der Gedächtnisleistung (bezogen auf das Alter des Betroffenen und sein Bildungsniveau)
- weitgehend intakte globale kognitive Funktion
- erhaltene ADLs
- keine Demenz.

Die Angaben zur Prävalenz der leichten kognitiven Beeinträchtigung schwanken erheblich, da die Erfassung schwierig ist, keine einheitlichen Normwerte existieren und die Betroffenen nur relativ selten einen Arzt aufsuchen. Vielfach werden die Probleme dem «normalen» Altern zugeschrieben und als naturgegeben hingenommen. In der Literatur werden für Personen über 60 Jahre MCI-Prävalenzen zwischen 2,8 und 16,8% angegeben, abhängig vom diagnostischen Kriterium und der Fragestellung. Die Daten zur Häufigkeit verschiedener Formen von kognitiver Beeinträchtigung im Alter schwanken zwischen 17 und 85%.

Zwischen 10 und 30% der MCI-Betroffenen entwickeln eine Demenz, bei 20 bis 66% dieser Personen findet der Übergang von MCI zur Demenz innerhalb von drei bis vier Jahren statt; innerhalb eines Zeitraumes von fünf bis zehn Jahren enden schließlich 60 bis 100% in der manifesten Demenz. Im Vergleich dazu entwickeln kognitiv gesunde Kontrollpersonen eine Demenz mit einer Rate von jährlich 1 bis 2%.

Als einer der aussagekräftigsten Prädiktoren für den Übergang von MCI zu Alzheimer-Demenz gilt die Verschlechterung des episodischen Gedächtnisses. Ein wichtiger biologischer Marker scheint das leicht reduzierte Hippokampus-Volumen zu sein (bereits kleiner als bei Gesunden, aber noch größer als bei Alzheimer-Kranken). Der Glukosestoffwechsel in typischen Hirnregionen scheint bei MCI-Patienten ebenfalls leicht reduziert. Auch bestimmte biochemische Marker zeigen bei MCI-Patienten auffällige Befunde, zum Beispiel erhöhte Liquorspiegel des Tau-Proteins.

Neueren Erkenntnissen zufolge sind neuropsychiatrische Symptome nicht nur bei Alzheimer-Kranken, sondern auch bereits bei MCI-Patienten gehäuft anzutreffen. Besonders augenfällig sind Depressionen (20%), Apathie (15%) und Reizbarkeit (15%). Diese Befunde stützen den Verdacht, dass die leichte kognitive Beeinträchtigung als Vorstufe zur Alzheimer-Krankheit zu sehen ist.

Aber auch bei anderen Demenzformen kann MCI auftreten, wie z.B. bei der Lewy-Körper-Krankheit und assoziierten Parkinson-Syndromen, dem Normaldruck-Hydrozephalus und der frontotemporalen Demenz.

Diagnostische Abklärung der MCI

Personen mit MCI stellen in diagnostischer Hinsicht eine Herausforderung dar: Auf der einen Seite sind die Grenzen zwischen normalem Altern und MCI sowie MCI und Alzheimer-Krankheit fließend, andererseits fehlt Betroffenen selbst zumeist die nötige Einsicht, die auftretenden Ausfälle als Beginn einer Krankheit, noch dazu der Alzheimer-Demenz, zu deuten. Zusätzlich können beispielsweise Stimmungsschwankungen und Depression sowie Schlaganfälle zumindest vorübergehend Gedächtnisprobleme verursachen.

Patienten, die beim Arzt den vagen Verdacht auf MCI aufkommen lassen, sollten längerfristig beobachtet werden, damit bei einem Übergang zur Demenz mit der medikamentösen Therapie begonnen werden kann. Mittel der ersten Wahl sind nach derzeitigem Kenntnisstand Azetylcholinesterase-Hemmer. Offen ist, inwieweit präventive Maßnahmen wie die Einnahme von antioxidativen Vitaminen oder Statinen bei MCI den Verlauf beeinflussen.

Mit Hilfe der Positronenemissionstomographie (PET) lässt sich offenbar aufgrund gewisser metabolischer Vorgänge relativ präzise vorhersagen, welcher Patient mit MCI eine Alzheimer-Demenz entwickeln wird. Diese Untersuchung gehört allerdings noch nicht zu den klinischen Routinemaßnahmen.

Was verursacht MCI?

Es gibt vermehrt Hinweise, dass auch vaskuläre Faktoren zur Entwicklung von MCI und Demenzen im späteren Leben beitragen. Fachleute sehen einen engen Zusammenhang zwischen Bluthochdruck, Fettstoffwechselstörung und Demenzerkrankung. Diese Überlegungen basieren auf Veränderungen von Gefäßstruktur und Gefäßfunktion im Rahmen dieser Störung, die sich auch auf die zerebralen Arterien ausdehnt und somit den Hirnstoffwechsel nachhaltig beeinträchtigt.

1.4 Erste Anzeichen der Alzheimer-Erkrankung

Die der Krankheit zugrunde liegenden pathologischen Veränderungen beginnen klinisch stumm, und es vergehen wahrscheinlich viele Jahre, bis erste Zeichen einer Manifestation erkennbar werden. Der Betroffene merkt, wie sein Gedächtnis schlechter wird. Vor allem das Kurzzeitgedächtnis setzt aus: Man kann sich z.B. nicht mehr daran erinnern, was man am vorherigen Tag gemacht hat oder wo man vor einer Stunde die Wohnungsschlüssel hingelegt hat. Ferner lässt das räumliche Orientierungsvermögen rapide nach, Termine werden übersehen oder vergessen, die Wortfindung bereitet selbst in einfachen Gesprächen Probleme. Alles wird zum «Dings».

Der Arzt trifft zumeist auf einen Patienten, der bereits vorhandene Symptome der Krankheit verharmlost oder gar abstreitet – obwohl dessen Angehörige in der Regel bereits seit Monaten konkrete Veränderungen wahrnehmen und beklagen. Vielfach sind es die Familienangehörigen, die den Arztbesuch veranlassen, weil das veränderte Verhalten des Patienten Verärgerung und Konflikte auslöst.

Bei aufmerksamer Betrachtung erkennt der Arzt leicht die **subtilen Anzeichen der Demenz**. Das Verhalten ist durch Ruhelosigkeit, Unsicherheit oder auch Affektlabilität gekennzeichnet. Die Wahl der Worte und Ausdrücke ist auffällig, die äußere Erscheinung ändert sich, und nicht selten lässt sich bereits am Zustand der Kleidung erkennen, dass etwas nicht stimmt: Flecken auf der Bluse oder Krawatte, eine falsch zugeknöpfte Jacke, verschiedenenfarbige Socken oder Schweißgeruch im Pullover, vor allem bei einem zuvor stets sehr gepflegten Menschen. All das sollte den Arzt aufhorchen lassen und Anlass zur weiteren Abklärung geben.

Die Veränderungen zu Beginn der Erkrankung sind zuweilen subtil und werden nicht selten übersehen, insbesondere dann, wenn es dem Betroffenen gelingt, die Defizite durch kleine Tricks zu verbergen und auf gezielte Fragen vermeintlich plausible, aber ausweichende Antworten zu geben. Das äußere Erscheinungsbild bleibt zumeist relativ lange intakt. Bei guter Beobachtung jedoch lassen sich von Arzt und Angehörigen selbst die ersten charakteristischen Veränderungen erkennen **(Tab. 1-1)**.

Die im Rahmen der Alzheimer-Krankheit auftretenden Veränderungen und Ausfälle lassen sich relativ klar von der «normalen» Altersvergesslichkeit unterscheiden **(Tab. 1-2)**. In **Tabelle 1-3** sind einige Aspekte aufgelistet, die eher gegen das Vorliegen einer Alzheimer-Krankheit sprechen.

Verdächtige Anzeichen für Alzheimer

Gedächtnisprobleme:

- Patient kann sich nicht an eine Unterhaltung oder an ein Ereignis von vorgestern erinnern.
- Patient wiederholt die gleichen Fragen, Bemerkungen; verlegt ständig häufig gebrauchte Gegenstände.

Kognitive/funktionelle Probleme:

- Schwierigkeiten, Termine oder Verabredungen einzuhalten und das aktuelle Datum zu nennen.
- Patient verläuft sich in gewohnter Umgebung.
- Schwierigkeiten, Rechnungen zu bezahlen, Wechselgeld zu kontrollieren, Trinkgelder zu kalkulieren.
- Falsche Wortwahl, unzusammenhängende, verkürzte Sätze; sichtbare Verlangsamung im Denken.

Verhaltens-/Persönlichkeitsprobleme:

- Patient zieht sich zurück, ist ungewohnt passiv oder bedrückter als üblich.
- Patient ist stur, unzugänglich, reizbar oder tendiert zur Wahnvorstellung.
- Patient ist überängstlich oder agitiert.
- Patient versucht Probleme abzustreiten und Mängel zu kompensieren (viele Merkzettel werden geschrieben).

Spezifische Vorkommnisse:

- Vergessen von Ferien oder Familien-Treffen.
- Vernachlässigung der Umgangsformen.
- Unangemessene und unpassende Verhaltensweise.

Tabelle 1-1: Veränderungen, die auf den Beginn einer Alzheimer-Krankheit schließen lassen.

- Person vergisst häufiger als üblich; Unpünktlichkeit, auch Unzuverlässigkeit nimmt zu
- neue Informationen werden gleich wieder vergessen
- Person vergisst Arzttermine
- Person verliert Interesse am Tagesgeschehen, geistige Regsamkeit (zum Beispiel in Diskussionen) lässt nach
- Person hat Probleme, die Namen von Bekannten oder Verwandten zu erinnern oder bekannte Orte und Strassen zu finden
- Leistungsfähigkeit im Alltag lässt nach
- Stimmungsschwankungen nehmen zu, Reizbarkeit und depressive Perioden werden häufiger
- Persönlichkeit verändert sich (von außen betrachtet ohne Grund); zwischenmenschliche Beziehungen bekommen eine neue Qualität: Ehefrau wird zur «Mutter», Tochter zur «Fremden»
- Sorgfalt in der persönlichen Pflege und Hygiene lässt nach
- Person präsentiert Misstrauen, Wahnideen, Verfolgungswahn, fühlt sich bedroht oder bestohlen

Tabelle 1-2: Unterschiede zwischen krankhafter und «normaler» Vergesslichkeit.

«Normale» Altersvergesslichkeit	Demenz-bedingte Vergesslichkeit bei Alzheimer-Kranken
variabel und gelegentlich	ständig und zunehmend
Vergessen von Teilen eines Erlebnisses oder einer Geschichte	gesamthaftes Vergessen von Ereignissen
durch Konzentration und Überlegen Wiederfinden von verlegten Gegenständen, Wiedererinnern von Namen und Personen	kein Wiederfinden oder Wiedererinnern bei Konzentration oder Nachdenken
Notizzettel helfen, Anweisungen können befolgt werden	Notizzettel helfen immer weniger, ihre Inhalte können nicht mehr eingeordnet oder zugeordnet werden; schriftliche Anweisungen werden nicht mehr verstanden und nicht befolgt
keine auffälligen sonstigen kognitiven Einbussen	zusätzliche und zunehmende kognitive und funktionelle Beeinträchtigung

Tabelle 1-3: Was gegen eine Alzheimer-Krankheit spricht.

- jüngeres Lebensalter (unter 50 bis 55 Jahre; Ausnahme: bestimmte genetische Formen der Erkrankung; Alzheimer-Demenz bei Down-Syndrom)
- plötzlicher Beginn oder stark schwankender Verlauf
- Schlaganfall und transiente ischämische Attacken in der Anamnese (hier ist Verdacht auf primär vaskuläre Demenz gegeben)
- auffälliger Gang im Anfangsstadium (Verdacht auf Normaldruck-Hydrozephalus)
- deutliche fokale neurologische Ausfälle
- körperliche Komorbidität
- Bewusstseinsausfälle

Sehr häufig kommt es bereits im Anfangsstadium der Erkrankung zu Persönlichkeitsveränderungen, gesteigerter Reizbarkeit und Schlafstörungen. Die Tag-Nacht-Umkehr (so genanntes Sundowning-Phänomen) ist für die Angehörigen besonders störend und belastend, da auch sie nicht mehr zur Ruhe kommen. Die Patienten laufen nachts ruhelos umher und schlafen häufiger während des Tages für kurze Nickerchen ein. Im weiteren Verlauf der Krankheit können die Patienten Gangstörungen und andere motorische Probleme entwickeln.

Der Patient ist nicht mehr in der Lage, ohne Hilfe im Alltag zurechtzukommen. Die bereits frühzeitig einsetzende und rasch zunehmende kognitive Beeinträchtigung betrifft hauptsächlich die so genannten **Aktivitäten des täglichen Lebens** (ADL). Der Patient vergisst Verabredungen, findet nicht den Weg nach Hause, kann nicht mehr logisch denken, trifft keine Entscheidungen und kann nicht mehr die Finanzen regeln.

Typische und auffällige Beispiele solcher Ausfälle können sein:

- Der Patient gibt viel zu hohes Trinkgeld im Restaurant.
- Der Patient will zum Haareschneiden, kommt jedoch viel später als vereinbart und mit ungeschnittenem Haar nach Hause.
- Der Patient kann sich nicht entscheiden, welchen seiner Freunde er zum Abendessen einladen soll.
- Der Patient legt die Haarbürste in den Kühlschrank, das Telefon in den Kleiderschrank und die Handtasche in die Gefriertruhe.
- Ein Patient, der regelmäßig Karten spielt, verwechselt die Karten und zählt die Treffer falsch.

Tabelle 1-4: Zehn Frühsymptome, die einen demenziellen Prozess oder eine Alzheimer-Krankheit vermuten lassen.

1. Gedächtnisverluste, die sich auf Aktivitäten des täglichen Lebens und den Beruf auswirken
2. Schwierigkeiten, gewohnte und bis dato beherrschte Aufgaben zu erledigen
3. Probleme mit der Sprache (Wortfindungsstörungen, Dings-Sprache, Unfähigkeit zu längeren Sätzen)
4. Desorientierung in Bezug auf Zeit und Raum
5. Schwierigkeiten mit abstraktem Denken (z.B. Kontoführung)
6. Verlegung häufig gebrauchter Dinge (Schlüssel, Zahnbürste, Telefonhörer, Handtasche/Geldbeutel, Terminkalender), unvollständige Kleidung
7. beeinträchtigte Urteilsfähigkeit (z.B. Wintermantel im Hochsommer)
8. unerklärbare Veränderungen von Stimmung und Verhalten
9. Persönlichkeitsveränderungen
10. Antriebsverlust

Derartiges, zunächst unerklärliches Fehlverhalten löst bei den Betroffenen enorme Unsicherheit aus, innerhalb der Familie kommt es zu ständigen Spannungen. Sozialer und emotionaler Rückzug sind die natürlichen Folgen.

Die zehn Warnzeichen einer beginnenden Demenz

Prominenteste frühe Zeichen eines beginnenden demenziellen Prozesses sind die Abnahme der Merkfähigkeit und die zunehmende Vergesslichkeit. Wenn sich diese Merkmale in den zurückliegenden Monaten eingestellt und kontinuierlich verschlechtert haben, kann das ein relevantes Krankheitszeichen sein und sollte ärztlich abgeklärt werden.

Von Alzheimer-Gesellschaften und anderen Patientenorganisationen wurden wiederholt die in **Tabelle 1-4** dargestellten zehn Warnzeichen für eine Demenz publiziert.

Das Kardinalsymptom der Alzheimer-Krankheit: verzögerte Wortwiederholung

Was aber hilft dem Arzt weiter, hinsichtlich der kognitiven Funktionen eine Prognose zu treffen? Innerhalb der neuropsychologischen Tests kommt der **verzögerten Wiedergabe von drei vorgesagten Wörtern** eine gewisse prognostische Bedeutung zu. Der rapide Verlust dieser Fähigkeit zeigt den Ausfall des Kurzzeitgedächtnisses an und gilt als Kardinalsymptom der Alzheimer-Krankheit.

Auf Alzheimer-Krankheit screenen?

Eine frühzeitige Erkennung der kognitiven Beeinträchtigung ermöglicht es dem Arzt, dem Betroffenen und dessen Angehörigen, einen Plan für die Zukunft zu entwerfen und dann auch diese neue Situation zu bewältigen. Allerdings werden die Alzheimer-Krankheit und andere Demenzen in der Praxis nur selten im Frühstadium diagnostiziert. In einer Reihe von seriösen Studien wurde festgestellt, dass bei mehr als der Hälfte aller Demenzkranken die Diagnose nicht von einem Arzt gestellt wurde. Momentan wird die Frage diskutiert, ob in der Arztpraxis systematisch nach demenziellen Erkrankungen gesucht werden sollte oder nicht. Dies ist auch unter dem Aspekt zu sehen, dass einige Demenzformen (gut 1,5%) erfolgreich behandelbar und vollständig reversibel sind.

Ein einfacher, für die Praxis gut geeigneter Screeningtest mit akzeptabler Genauigkeit ist der **MMSE** (Mini-Mentalstatus-Test). Seine Sensitivität liegt zwischen 71 und 92%, die Spezifität zwischen 56 und 96% (vgl. Kap. 3.4). Auf den Angaben einer Kontaktperson beruht der **FAQ** (Functional Activities Questionnaire). Seine Sensitivität in Bezug auf die Erkennung einer Demenz erreicht 90%, die Spezifität liegt ebenfalls bei 90%. In der Praxis sollte mit diesen beiden Tests (jeweils 10 Minuten Zeitaufwand) eine gezielte Demenzdiagnose gestellt werden können.

Mit den genannten Tests lassen sich auch Personen mit leichter kognitiver Beeinträchtigung (MCI) erfassen. MCI wird heute allgemein als mögliche Vorstufe der Alzheimer-Krankheit betrachtet. Bei mindestens 15% der MCI-Betroffenen entwickelt sich eine manifeste Alzheimer-Demenz.

Da bisher keine kurative Behandlung der Alzheimer-Krankheit existiert, wird im Augenblick ein systematisches Demenzscreening in der Arztpraxis von keiner Ärztegesellschaft oder staatlichen Organisation empfohlen. Die

Tabelle 1-5: Wann und wen screenen?

1. neuer Patient bei Erstbesuch
2. bekannter Patient > 65 Jahre einmal jährlich
3. Patient in jedem Alter mit Frühwarnzeichen:
   - Gedächtniseinbußen
   - andere kognitive Probleme
   - Verhaltens- und Persönlichkeitsveränderungen
4. Patient > 65 Jahre mit folgenden Beschwerden:
   - Delirium
   - Depression
   - Kopfverletzung
   - Schlaganfall

Ärzte werden jedoch angehalten, kognitive und funktionelle Ausfälle bei älteren Personen vermehrt zu beobachten. Kommen jedoch entsprechende Klagen von einem Patienten oder von seinen Angehörigen, dann sollte unverzüglich ein kognitives Assessment eingeleitet werden **(Tab. 1-5)**.

Fachleute äußern sich zu einem Demenzscreening zurückhaltend, da sie negative Auswirkungen, wie Depression oder Angststörungen, bei den Betroffenen und ihren Familienangehörigen befürchten. Auch besteht die Gefahr, dass jemand als «Alzheimer»-Patient abgestempelt wird, auf den letztlich doch nicht die Diagnosekriterien zutreffen.

2 Die Alzheimer-Krankheit

Forgetfulness

The name of the author is the first to go
followed obediently by the title, the plot,
the heartbreaking conclusion, the entire novel
which suddenly becomes one you have never read, never
even heard of,
as if, one by one, the memories you used to harbor
decided to retire to the southern hemisphere of the brain,
to a little fishing village where there are no phones.

Billy Collins (aus «Sailing Alone Around the Room».
New and Selected Poems, 2001)

2.1 Definition

Im Rahmen eines Vortrags wurde die Alzheimer-Krankheit im Jahr 1906 von dem deutschen Arzt und Psychiater **Alois Alzheimer** (1864–1915) erstmals beschrieben, und zwar als demenzielles Syndrom mit neu entdeckten neuropathologischen Befunden. Die klinischen Symptome der berühmten Patientin Auguste D. umfassten nachlassendes Gedächtnis, Sprachstörung, Apraxie und paranoide Wahnvorstellungen.

Ihre bis heute gültige Bezeichnung erhielt die «Alzheimer'sche Krankheit» durch Emil Kraepelin auf Seite 627 in der 1910 veröffentlichten achten, vollständig überarbeiteten Auflage seines bekannten Lehrbuches der Psychiatrie.

Über viele Jahre hinweg war die Einteilung der Krankheit in zwei Entitäten akzeptiert: senile Demenz vom Alzheimer-Typ bei Personen über 65 Jahre und präsenile Demenz bei Personen unter 65 Jahre. Diese Einteilung ist

Alois Alzheimer

Was haben der Struwwelpeter und die Alzheimer-Krankheit gemeinsam? Heinrich Hoffman (1809–1894), der Verfasser des berühmten Kinderbuches, und Alois Alzheimer (1864–1915) waren nicht nur zufällig Zeitgenossen. Sie lebten vielmehr in Frankfurt am Main in unmittelbarer Nachbarschaft und arbeiteten beide an der gleichen städtischen Klinik, dem so genannten Irrenschloss. Hoffmann war dort leitender Arzt; Alzheimer trat im Dezember 1888 seine erste Stelle als Assistenzarzt an.
In dem prachtvollen Bau an der Liebigstraße, in dem der Neurologe und Psychiater Alzheimer von 1894 bis 1898 mit seiner Familie wohnte, befindet sich heute die Frankfurter Niederlassung des Pharmaunternehmens Novartis.
Im Folgenden sind einige wichtige Stationen aus dem Leben des berühmten Psychiaters aufgelistet:

14. Juni 1864	Geburt von Alois Alzheimer im unterfränkischen Marktbreit
1884	Beginn des Medizinstudiums in Berlin
1888	Medizinisches Staatsexamen in Würzburg, Approbation als Arzt, Antritt der ersten Assistenzarztstelle in Frankfurt
1902	Wechsel als Assistenzarzt zu Emil Kraepelin nach Heidelberg
1906	Vortrag «Über eine eigenartige Erkrankung der Hirnrinde» (Erstbeschreibung einer senilen Demenz), am 8. April stirbt Auguste D. (die berühmt gewordene Patientin)
1910	Prägung des Begriffs «Alzheimersche Krankheit» durch Emil Kraepelin
1912	Ordentliche Professor für Psychiatrie in Breslau
19. Dezember 1915	Tod durch Nierenversagen

Tabelle 2-1: Diagnostische Kriterien für die Alzheimer-Krankheit nach DSM-IV.

1. Multiple kognitive Defizite:
   Beeinträchtigung von Kurz- und Langzeitgedächtnis

   Eine oder mehrere der folgenden Störungen:

   - Aphasie (Sprechstörung)
   - Apraxie (beeinträchtigte Fähigkeit gewohnte Tätigkeiten auszuführen)
   - Agnosie (Unfähigkeit, gewohnte Objekte zu erkennen)
   - Probleme, exekutive Funktionen auszuüben (Planen, Organisieren, abstraktes Denken)

2. Allmählicher Beginn, signifikante funktionelle Beeinträchtigung, kontinuierlicher Abfall

3. Abfall von einem zuvor höheren Funktionsniveau

4. Ausschluss anderer möglicher Ursachen

5. Kein Hinweis auf Delirium

heute nicht mehr aktuell, da zwischen beiden Formen keine wesentlichen klinischen Unterschiede definiert werden konnten.

Vereinfacht lässt sich die **Alzheimer-Krankheit** als unaufhaltsames, progressives Hirnversagen bezeichnen, das neuropathologisch und klinisch klar von «normalen» Alterungsprozessen zu unterscheiden ist.

Die Alzheimer-Krankheit ist gekennzeichnet durch individuell unterschiedlich ausgeprägte Ausfälle und Phänomene, die sich auf das Verhalten auswirken. Das frühzeitig auftretende Nachlassen des Kurzzeitgedächtnisses ist besonders auffällig.

Die heutige wissenschaftliche Definition der Alzheimer-Krankheit wird der Komplexität des Geschehens eher gerecht, indem die Vielschichtigkeit der Krankheit beschrieben wird. Demenz und Alzheimer-Krankheit werden sowohl in der internationalen Klassifikation psychischer Störungen (ICD-10, 1991) als auch in der letzten Fassung des diagnostischen und statistischen Manuals mentaler Störungen (DSM-IV, 1994) definiert. Beide Beschreibungen enthalten im Wesentlichen die gleichen Elemente. Das DSM-IV fordert zur Diagnose einer Demenz den Nachweis einer Gedächtnisstörung und die Beeinträchtigung mindestens einer weiteren kognitiven Funktion (Sprache, Erkennen, Handeln oder Exekutivfunktionen). Es erscheint damit präziser und einfacher hinsichtlich einer Operationalisierung **(Tab. 2-1)**.

Die klinische Diagnose basiert auf einer Kombination von klinischer Untersuchung und neuropsychologischem Assessment mit Hilfe validierter

Testinstrumente. Zu den klinischen Untersuchungen zählen neben der gründlichen körperlichen Untersuchung die neurologische Klärung, der Einsatz bildgebender Verfahren sowie Labortests.

Wurde die Alzheimer-Krankheit lange Zeit im Sinne einer Ausschlussdiagnostik erkannt, wird die Diagnose heutzutage durch spezifisch definierte Merkmale gestellt. Entsprechende Kriterien wurden von einer speziell berufenen amerikanischen Arbeitsgruppe entwickelt und publiziert (*National Institute of Neurological and Communicative Disorders and Stroke,* NINCDS, und *Alzheimer's Disease and Related Disorders Association,* ADRDA, 1984; **Tab. 2-2**).

Der Verlauf der Alzheimer-Krankheit ist langsam fortschreitend. In dem Mini-Mentalstatus-Test (MMSE) mit maximal 30 Punkten zeigt sich bei un-

Tabelle 2-2: Ausgewählte Kriterien für die klinische Diagnose der Alzheimer-Krankheit (modifiziert nach NINCDS-ADRDA).

Kriterien für die Diagnose **wahrscheinliche Alzheimer-Krankheit**:

- Demenz
- Defizite in zwei oder mehr kognitiven Domänen
- progressive Verschlechterung von Gedächtnis und anderen kognitiven Funktionen
- keine Bewusstseinstrübung
- Beginn im Alter zwischen 40 und 90 Jahren
- Abwesenheit anderer systemischer Erkrankungen
- Beeinträchtigung in den Aktivitäten des täglichen Lebens (ADL)
- mit der Krankheit assoziierte Verhaltensauffälligkeiten
- familiäre Belastung
- Befunde wie zerebrale Atrophie im CT, unspezifische EEG-Veränderungen

Kriterien für die Diagnose **mögliche Alzheimer-Krankheit**:

- Demenz-Syndrom in Abwesenheit anderer neurologischer, psychiatrischer oder systemischer Störungen, die eine Demenz verursachen könnten
- Variabilität in Beginn, Präsentation und klinischem Verlauf

Kriterien für die Diagnose **fragliche Alzheimer-Krankheit**:

- plötzlicher Beginn
- fokale neurologische Befunde, wie Hemiparese, sensorische Einbußen, Gesichtsfeldausfälle
- sehr früh auftretende Anfälle oder Gangstörungen

Alzheimer – eine Krankheit des Gehirns

Hinter der Alzheimer-Krankheit verbirgt sich ein unaufhaltsamer progressiver pathologischer demenzieller Prozess in wichtigen Regionen des Gehirns. Die Krankheit hat folgende Charakteristika:

1. Die Krankheit ist progressiv und unheilbar.
2. Die Krankheit verursacht Probleme mit
   - Gedächtnis
   - Gefühlen
   - Verhalten
   - Denken
   - Alltag.
3. Erste Symptome gehen der Diagnose oft um einige Jahre voraus.
4. Erste pathologische Veränderungen gehen der klinischen Manifestation um viele Jahre oder Jahrzehnte voraus.
5. Die Alzheimer-Krankheit nimmt mit dem Alter zu und betrifft in westlichen Industrienationen:
   - bis zu 3% der Menschen zwischen 65 und 74 Jahren
   - bis zu 18% der Menschen zwischen 75 und 84 Jahren
   - bis zu 47% der Menschen über 85 Jahre.

behandelten Patienten ein durchschnittlicher Rückgang der kognitiven Funktionen um zwei bis vier Punkte pro Jahr. Die jährliche Veränderung auf der *Alzheimer's Disease Assessment Scale – cognitive subscale* (ADAS-cog, maximal 75 Punkte) erreicht unbehandelt durchschnittlich sieben bis neun Punkte.

2.2 Epidemiologie

Meistens tritt die Alzheimer-Krankheit bei Personen nach dem 50. Lebensjahr auf. Die neuropathologischen Prozesse gehen allerdings der klinischen Manifestation wahrscheinlich um viele Jahre unbemerkt voraus. Laut Statistik sind Personen um das 75. Lebensjahr am häufigsten betroffen.

Galt die Alzheimer-Krankheit früher als seltene präsenile Erkrankung, so stellt diese Demenzform heute einen relativ **häufigen Befund** in der Geriatrie dar. Neueren epidemiologischen Erhebungen zufolge leiden etwa sieben Prozent aller über 65-Jährigen an der Alzheimer-Krankheit. Ab diesem Alter verdoppeln sich Prävalenz und Inzidenz ca. alle fünf Jahre. Das bedeutet, dass knapp die Hälfte aller über 85-Jährigen von dieser degenerativen Hirnerkrankung betroffen ist.

Laut Literaturangaben sind die **Prävalenzen** der Alzheimer-Krankheit in den verschiedenen Ländern nicht einheitlich. Das ist vor allem auf uneinheitliche diagnostische Kriterien und kulturelle Barrieren zurückzuführen. Die Fachleute sind sich jedoch darin einig, dass in den nächsten 30 bis 40 Jahren global von einer Verdreifachung der Fallzahl auszugehen ist. Die Weltgesundheitsorganisation (WHO) schätzte die Zahl der Demenzkranken im Jahre 1999 auf 20 Millionen.

Eine kürzlich publizierte Analyse epidemiologischer Daten aus dem Zeitraum 1994 bis 2000 ergab für die Altersgruppe der 65- bis 69-Jährigen eine mittlere Prävalenz von 1,17%. Dieser Anteil erhöhte sich auf 54,83% bei den über 95-Jährigen.

Prävalenzdaten aus den USA

Die Alzheimer-Krankheit steht auf der Liste der Todesursachen in den USA mittlerweile auf Rang vier. Wurden im Jahr 1997 2,3 Millionen Fälle verzeichnet, sind es heute mehr als 4,5 Millionen Menschen, die von der Alzheimer-Krankheit betroffen sind; jedes Jahr kommen rund 360000 neue Fälle hinzu. Amtlichen Schätzungen zufolge wird sich die Prävalenz bis zum Jahr 2050 auf 13,2 Millionen Betroffene verdreifachen.

Welche enorme ökonomische und pflegerische Belastung sich daraus für das Gesundheitssystem ergibt, ist kaum zu ermessen: Die jährlichen Betreuungskosten für einen Patienten mit leichter Alzheimer-Krankheit betragen derzeit 18500 US-Dollar, für einen Patienten mit schwerer Erkrankung 36200 Dollar.

Prävalenzdaten aus Europa

Laut Angaben der Schweizerischen Alzheimer-Vereinigung leben in der Schweiz 89000 Demenzkranke. Jedes Jahr kommen rund 20000 neue Fälle hinzu. 60% der Patienten werden zuhause gepflegt. In Österreich erwartet man einen Anstieg von 90500 Kranken im Jahr 2000 auf 233800 im Jahr 2050. Dort leiden 63,5% aller neu in ein Pflegeheim eingewiesenen Personen heute an einer Demenz.

In Deutschland sind schätzungsweise 1,3 bis 1,6 Millionen Menschen von Demenz betroffen, der größte Teil davon von der Alzheimer-Krankheit. Die Prävalenz der Alzheimer-Krankheit in Frankreich wird auf über 400000 geschätzt, mit einer jährlichen Inzidenz von rund 100000 Fällen. In Norwegen beträgt die AD-Prävalenz 60000.

Mortalität, Lebenserwartung und Überlebenszeit

In einer retrospektiven Untersuchung am geriatrischen Universitätsspital in Genf wurden die wichtigsten unmittelbaren Todesursachen von Demenzkranken erfasst. Wie bei nicht an Demenz Erkrankten standen kardiovaskuläre Krankheiten und Bronchopneumonie im Vordergrund. Kardiale Ursachen und Herzversagen kamen öfter vor bei Verstorbenen mit vaskulärer Demenz als bei Alzheimer-Kranken.

Die durchschnittliche Lebenserwartung in Europa beträgt 78,2 Jahre. Die Alzheimer-Krankheit erhöht nicht nur die Mortalität, sondern verkürzt auch die **Lebenserwartung**, und zwar bei Männern und Frauen gleichermaßen. Angaben aus den USA zufolge hat ein 70-jähriger Mann ohne Demenz im Durchschnitt noch 13,7 Jahre zu leben, während einem gleichaltrigen Mann mit Alzheimer-Krankheit 6,8 Jahre verbleiben. Hinzu kommt, dass diese letzten Lebensjahre durch eine schwere Behinderung geprägt sind.

Zweifellos verkürzt die Alzheimer-Krankheit die Lebenserwartung. Demenzerkrankungen gelten heute als Hauptrisikofaktor für einen frühzeitigen Tod. Die Überlebenszeit nach Diagnosestellung ist offenbar weitaus geringer, als bisher angenommenen wurde (durchschnittlich 5 bis 9,3 Jahre). Epidemiologen aus Montreal berichten von einer (adjustierten) mittleren Überlebensdauer von nur 3,3 Jahren ab den ersten Symptomen. In einer prospektiven Studie in Frankreich ergab sich eine mittlere Überlebenszeit bei Demenzkranken von 4,5 Jahren.

Für ein frühes Versterben bedeutsam sind Ausfälle im Bereich der Mobilität, wie Schwierigkeiten mit dem Ankleiden, abnormer Gang, Stürze.

Die Überlebenszeit ist bei Menschen mit frühem Beginn der Alzheimer-Krankheit (unter 65 Jahre) geringer als bei Personen mit späterem Beginn (über 65 Jahre). Einfluss auf die Prognose haben auch das Geschlecht (ungünstigere Prognose für Männer) und die kognitive Funktion zu Beginn der Erkrankung.

Bei Trägern der Epsilon-4-(ε4-)Allele des Gens für Apolipoprotein E (ApoE) ist die Mortalität durch Alzheimer-Krankheit erhöht; dieser Genotyp ist gleichzeitig einem höheren Risiko für koronare Herzkrankheit ausgesetzt. Allerdings scheint der ApoE-Genotyp ab einem Alter von 100 Jahren keinen Einfluss mehr auf die Überlebenszeit zu haben.

2.3 Etablierte und vermutete Risikofaktoren

Solange die genaue Ursache der Alzheimer-Krankheit nicht gefunden ist, lassen sich auch die Risikofaktoren für die Entwicklung dieser degenerativen Demenzform nicht mit Bestimmtheit definieren. Epidemiologische Daten und Umstände, die mit der Alzheimer-Krankheit in Verbindung gebracht werden, lassen auf verschiedene gesicherte Risikofaktoren schließen, andere vage Faktoren werden noch diskutiert.

Die Suche nach den tatsächlichen Risikofaktoren ist vor allem deshalb von Interesse, weil nicht alle älteren Menschen von der Alzheimer-Krankheit betroffen sind. Im Interesse der Forschung liegt es folglich, einerseits die Ursachen einer erhöhten Vulnerabilität zu ergründen sowie andererseits Faktoren zu finden, die vor einer Alzheimer-Demenz schützen.

Alter

Der wichtigste Risikofaktor für die Entwicklung einer Demenz vom Alzheimer-Typ ist das Lebensalter. Die Prävalenz der Erkrankung steigt stetig mit zunehmendem Alter. Ungefähr 10% aller über 65-Jährigen und bis zu 30% aller über 85-Jährigen sind von der Alzheimer-Krankheit betroffen.

Genetische Disposition

Bestimmte Formen der Erkrankung sind eindeutig erblich, und der zweitwichtigste Risikofaktor für die Alzheimer-Krankheit ist die genetische Prädisposition. Die entscheidenden Genmutationen für die familiäre Form der AD wurden weltweit in rund 200 Familien identifiziert. Drei für die Krankheit ursächliche Gene und ihre Mutationen wurden im menschlichen Genom entdeckt; sie sind verantwortlich für die autosomal-dominante familiäre Form von AD. Es handelt sich um Präsenilin 1 (PS1), Präsenilin 2 (PS2) und das APP-Molekül (Amyloidvorläuferprotein).

Bei der Mehrzahl der Patienten mit vererbter Demenz liegt eine der mehr als 80 bekannten Mutationen von PS1 vor, lokalisiert auf Chromosom 14q24.3. In diesen Fällen tritt die Erkrankung relativ frühzeitig – vor dem 60. Lebensjahr – in Erscheinung. Der Gendefekt von APP, lokalisiert auf Chromosom 21, ist relativ selten. Bei den hiervon Betroffenen beginnt die Krankheit sehr früh (im Alter über 20 Jahre). Die Ätiologie der häufigeren Form mit späterem Krankheitsbeginn ist bisher nicht geklärt. Die neuropathologischen Veränderungen der hereditären Demenzform sind gewöhnlich nicht von denen bei sporadischer Form zu unterscheiden.

Erst kürzlich wurde eine neue Mutation des Gens für das Prionprotein (PrP) beschrieben; es ist auf dem kurzen Arm von Chromosom 20 lokalisiert. Die Betroffenen entwickeln eine progressive Demenz mit präsenilem Beginn und Veränderungen der weißen Gehirnsubstanz.

Das genetische Bild wird vervollständigt durch eine Reihe von Suszeptibilitätsfaktoren (ApoE-Rezeptoren, Alpha-2-Makroglobulin, Angiotensin-1-Konversionsenzym-Gen). Von besonderem Interesse als «Risikogen» sind die drei Epsilon-(ε-)Allele von Apolipoprotein E (ApoE): ApoEε2, ApoEε3, ApoEε4. Annähernd 80% der weißen Bevölkerung sind Träger der ε3-Allele; 15% tragen ε4, 7% ε2. Unter den AD-Patienten mit spätem Beginn sind Träger der ApoEε4-Allele überrepräsentiert. Diejenigen, die zwei ε4-Allele (ApoEε4/ε4) aufweisen, haben ein fünffach erhöhtes Risiko für die AD. Erst kürzlich wurden AD-Suszeptibilitätsloci auf den Chromosomen 9 und 10 entdeckt. Der Genlocus auf Chromosom 10 trägt wahrscheinlich durch Modulation der Spiegel von Beta-Amyloid zu einem veränderten Risiko bei.

Genetische Disposition allein bedeutet jedoch nicht zwangsläufig, dass die Krankheit auftritt. Gewöhnlich müssen andere Faktoren zusätzlich gegeben sein, die die Vulnerabilität steigern und die Krankheit ausbrechen lassen.

Geschlecht

Die Diskussion um das Geschlecht als vermuteter Risikofaktor ist durch einen tiefen Graben gekennzeichnet: Diesseits des Atlantiks, in Europa, ist für Frauen das Risiko größer, an einer Alzheimer-Demenz zu erkranken. Jenseits des Atlantiks, in Amerika, konnte ein solcher Zusammenhang nicht bestätigt werden

Europäischen Studien zufolge ist die Alzheimer-Krankheit bei Frauen eineinhalb bis dreimal häufiger als bei Männern. Eine Erklärung für diese Beobachtung steht noch aus. Ein Zusammenhang mit der postmenopausalen Östrogendeprivation ist jedoch möglich; das weibliche Sexualhormon gilt als neuroprotektiv. Verschiedene Neurotransmittersysteme werden durch Östrogen beeinflusst. Dazu zählen Azetylcholin, Serotonin und Noradrenalin. Auf dieser Erkenntnis basieren die verschiedenen AD-Präventionsstudien mit Östrogensubstitution, die bisher jedoch ohne Erfolg verliefen.

Eine verlängerte Reproduktionsphase und damit zusammenhängend eine länger andauernde Exposition mit endogenem Östrogen bieten offenbar keinen Schutz vor der Entwicklung einer AD.

Epidemiologische Studien deuten darauf hin, dass die erhöhte Alzheimer-Prävalenz bei Frauen eher durch die höhere Lebenserwartung bedingt ist als durch geschlechtsspezifische Risikofaktoren.

Kopfverletzungen, Kopfumfang, Körpertemperatur

Nach schweren Kopfverletzungen in der Jugend ist das Risiko für die spätere Entwicklung einer Alzheimer-Krankheit und Demenz erhöht. Dieser Zusammenhang gilt als bestätigt. Weniger belegt ist die vermutete Assoziation zwischen geringem Kopfumfang und erhöhtem Risiko.

Eine amerikanische Arbeitsgruppe schlägt eine niedrige Körpertemperatur als Risikofaktor vor; die entsprechenden anekdotischen Beobachtungen stammen von Patienten mit Trisomie 21 und Demenz.

Leichte kognitive Beeinträchtigung

Erste Beeinträchtigungen der kognitiven Fähigkeiten – als «mild cognitive impairment» (MCI) in der englischsprachigen Fachliteratur zu finden – gelten neuerdings als Risikofaktor und Vorläufer der Alzheimer-Krankheit. Während gesunde Kontrollpersonen in Abhängigkeit vom Alter ein Erkrankungsrisiko von 1 bis 4% aufweisen, beträgt es bei Personen mit MCI im Durchschnitt 15%. Die Diagnose der leichten kognitiven Beeinträchtigung ist schwierig. Als strukturelles Korrelat dieses Zustands konnte jedoch das atrophiebedingt reduzierte Hippokampus-Volumen identifiziert werden.

Ausbildung, Beruf, sozioökonomische und psychosoziale Faktoren

Eine Reihe von Studien ergab einen Zusammenhang zwischen geringer geistiger Leistungsfähigkeit im Kindes- und Jugendalter und Alzheimer-Krankheit mit spätem, nicht jedoch frühem Beginn. Diese Beobachtung ist wichtig, da in jungen Jahren der Grundstein für gesundes Verhalten gelegt wird. Bessere Ausbildung ist eindeutig mit gesünderer Lebensweise im Erwachsenenalter assoziiert. Auch die sozioökonomische Situation der Eltern trägt zur Steigerung der kognitiven Leistungsfähigkeit der Kinder bei, was ein geringeres Demenzrisiko im späteren Leben bewirken kann.

Auch die sozialen Lebensbedingungen scheinen bedeutsam zu sein. So ergab eine systematische Literaturrecherche, dass Demenz mit Alleinleben, schlechter sozialer Einbindung und Meiden gesellschaftlicher Aktivitäten positiv assoziiert war. Den Erhebungen zufolge haben Personen, die alleine leben, ein doppelt so hohes Risiko für eine Demenzerkrankung und ein dreifach erhöhtes Risiko für die Alzheimer-Krankheit. Die Intensität intellektueller Aktivitäten korreliert negativ mit der Alzheimer-Krankheit. Eine positive Korrelation ergibt sich hingegen für psychosoziale Inaktivität, unproduktive Berufstätigkeit, Zusammenleben mit einem dominanten Ehepartner sowie körperliche Inaktivität.

Lebensstilfaktoren

Alkohol: Die negativen Einflüsse des Alkoholkonsums auf die Hirnfunktionen sind weithin bekannt. Chronischer Alkoholismus kann zu Demenz führen, wie sie im Rahmen des Wernicke-Korsakow-Syndroms beobachtet wird. Die Demenz innerhalb dieses Syndroms ist zusätzlich an Ernährungsmangel gekoppelt. Epidemiologische Studien ergaben bisher allerdings keinen eindeutigen Zusammenhang zwischen häufigem Alkoholabusus und Demenzrisiko.

Rauchen: Die Studiendaten zum Rauchen sind widersprüchlich. Während ältere Beobachtungen auf eine Senkung des Risikos für die Entwicklung einer Alzheimer-Demenz schließen ließen, konnte in neueren Studien und Datensets eine entsprechende Assoziation nicht bestätigt werden. Zwei Kohortenstudien ergaben im Gegenteil ein erhöhtes Alzheimer-Risiko durch das Rauchen.

Umwelteinflüsse und Toxine

Aluminium: Aluminium ist ein starkes Neurotoxin, und es wird immer wieder im Zusammenhang mit der Alzheimer-Krankheit diskutiert. Die Datenlage ist jedoch nicht klar. Eine Chemikergruppe in Norwegen analysierte epidemiologische Studien: 9 von 13 publizierten Arbeiten zeigten eine signifikante positive Korrelation zwischen Aluminium im Trinkwasser und der Alzheimer-Krankheit.

Blei: Seit langem wird darüber diskutiert, ob die Exposition mit Neurotoxinen oder Umweltgiften langfristig progressive, über den normalen Alterungseffekt hinausgehende Funktionsverluste des Zentralnervensystems verursachen kann. Von den im Verdacht stehenden Neurotoxinen ist Blei relativ gut untersucht. Während Bleiexposition im Jugendalter kognitive und andere Störungen haben kann, gibt es keine überzeugenden Daten bezüglich der Effekte im späteren Leben. Eine neuere Studie brachte erstmals klare Hinweise, dass durch Bleiexposition im Beruf kognitive Funktionen (besonders Lernen und Gedächtnis) in Mitleidenschaft gezogen werden können.

Pestizide: Eine kanadische Arbeitsgruppe konnte in einer Studie mit insgesamt 1924 über 70-jährigen Teilnehmern keinen Zusammenhang zwischen Pestizid-/Herbizid-/Insektizid-Exposition und Alzheimer-Krankheit aufzeigen.

Oxidativer Stress

Oxidativer Stress (mit der Bildung freier Sauerstoffradikale) kann massive Schäden im Gehirn auslösen, besonders auf Dauer. In den Gehirnen verstorbener Alzheimer-Kranker wurden signifikant erhöhte Konzentrationen von Aluminium und Eisen gefunden, und zwar in den für die Degeneration empfindlichen Regionen. Diese Metalle könnten die Ursache des chronischen oxidativen Stresses darstellen. Der Beweis dafür steht jedoch noch aus.

Häm-Mangel

Häm, ein Eisen-II-Komplex von Protoporphyrin, ist eine funktionelle Form von intrazellulärem Eisen (und die prosthetische Gruppe des Blutfarbstoffs Hämoglobin). Es wird in den Mitochondrien synthetisiert. Es ist wirksam als Überträger von Sauerstoff und Elektronen. Ein Häm-Mangel in Gehirnzellen wirkt sich verschiedentlich ungünstig aus, beispielsweise durch Aktivierung des Enzyms Stickoxid-Synthase oder Veränderung des Amyloidvorläuferproteins (APP), und stört in erheblichem Maß die Eisen- und Zink-Homöostase. Die metabolischen Konsequenzen des Häm-Mangels sind ähnlich wie bei der Neuronendysfunktion bei Patienten mit Alzheimer-Krankheit. Häufige Ursachen eines Häm-Defizits sind der Alterungsprozess, Eisen- und Vitamin-B6-Mangel sowie die Exposition mit toxischen Metallen wie Aluminium.

Das Ausmaß der Degradation von Häm zu Eisen und Biliverdin (das in Bilirubin umgewandelt wird) ist abhängig von der Konzentration der Hämoxygenase (HO). Dieses Enzym ist bei Alzheimer-Patienten erhöht, was auf einen gesteigerten Abbau als Quelle für redoxaktives Eisen schließen lässt. Gleichzeitig ist bei Alzheimer-Patienten die Zahl der Mitochondrien – Hauptquelle von redoxaktivem Eisen – reduziert. Es wird angenommen, dass diese mitochondriale Dysfunktion, die in einem Häm-Defizit erkennbar ist, für den Beginn und die Progredienz der Alzheimer-Krankheit verantwortlich ist.

Gedächtnisprobleme

Probleme mit dem Gedächtnis können eine benigne Alterserscheinung darstellen, gleichzeitig aber auch frühes Zeichen einer beginnenden Demenz sein. Rund ein Viertel bis die Hälfte aller älteren Menschen klagt über Vergesslichkeit. Eine holländische Arbeitsgruppe stellte fest, dass das Risiko einer Demenzerkrankung nach Auftreten von Gedächtnisproblemen in den darauf folgenden zwei Jahren besonders hoch ist, und zwar besonders bei Bevölkerungsgruppen mit höherem Bildungsstand.

Geruchsprobleme

Personen mit einem genetischen Risiko für Alzheimer-Krankheit schneiden nicht nur bei Gedächtnistests schlechter ab als andere, sondern sie zeichnen sich auch durch ein geringeres Geruchsvermögen aus. Frühzeitige olfaktorische Verluste scheinen jedoch alle Alzheimer-Patienten zu betreffen und nicht nur solche mit genetischer Disposition. Dies lässt sich wohl so erklären, dass die ersten neuropathologischen Veränderungen in den Hirnarealen beobachtet werden, wo die Verarbeitung olfaktorischer Informationen stattfindet.

Eine Arbeitsgruppe in New York dokumentierte signifikante Geruchsstörungen auch bei einer Gruppe von Personen mit leichter kognitiver Beeinträchtigung, einem möglichen Vorstadium der Alzheimer-Krankheit. Allerdings sind nicht alle Fachleute davon überzeugt, dass Geruchstests als diagnostisches Hilfsmittel zur Früherkennung der Alzheimer-Krankheit geeignet sind.

Krankheiten und andere medizinische Beeinflussungen

Eine Reihe von Krankheiten geht mit einer psychischen Störung einher. Beispielsweise fallen Krebspatienten vielfach ins Delirium, wobei sich der kognitive Zustand unter adäquater Therapie zumeist rasch normalisiert.

Neuere Untersuchungen bestätigen einen möglichen Zusammenhang zwischen **Migräne** in der Krankengeschichte und einem signifikant erhöhten Alzheimer-Risiko.

Depressionen gelten als Risikofaktor der AD und können als Frühsymptome einer Demenz auftreten, bevor kognitive Störungen sichtbar werden.

Eine Beziehung besteht auch zwischen kognitiven Ausfällen und **Läsionen der weißen Hirnsubstanz** (periventrikulär und subkortikal). Es handelt sich dabei allerdings wahrscheinlich um ein überlagertes Phänomen auf dem Boden einer Gefäßkrankheit.

Trisomie 21 steht als Risikofaktor für die Entwicklung einer Demenz fest. Rund 50% aller Patienten mit Trisomie 21 entwickeln relativ früh (Alter ab 30) klinische Manifestationen der Alzheimer-Krankheit. Patienten mit Trisomie 21 haben ein zusätzliches Chromosom 21, auf dem auch das Gen für APP (Amyloidvorläuferprotein) lokalisiert ist.

Das Demenzrisiko ist bei übernormalen TSH-Spiegeln (**Hypothyreose**; TSH = Thyreoida-stimulierendes Hormon) deutlich erhöht. In einer prospektiven Studie in den Niederlanden wurde vor zwei Jahren erstmals der Nachweis dafür erbracht, dass auch eine subklinische Hypothyreose bei älteren Menschen (über 55 Jahre) das Risiko für eine Demenz erhöht.

Eine Infektion mit dem **Herpes-simplex-Virus Typ 1** gilt bei Hirnbeteiligung als Risikofaktor für Demenz bei genetisch prädisponierten Personen. Offenbar sind Träger der ApoEε2-Allele eher gefährdet, an einer Herpes-simplex-Enzephalitis zu erkranken, als Personen mit ApoEε3- oder ApoEε4-Genotyp.

Seit langem steht fest, dass eine Infektion mit **Chlamydia pneumoniae** ein Faktor bei der Entstehung einer kardiovaskulären Erkrankung sein kann; diese Infektion wird nun auch als Risikofaktor für die sporadische Form der Alzheimer-Demenz vermutet. Das Bakterium lässt sich häufig in Gliazellen nachweisen, und zwar in den Hirnarealen, die bei der Alzheimer-Krankheit betroffen sind. Die Hypothese lautet, dass die infektionsbedingte chronische Entzündung zum neurodegenerativen Prozess beiträgt oder an dessen Initiierung beteiligt ist.

Ebenfalls ausgehend von der Entzündungshypothese sollen erhöhte **Interleukin-6**-Plasmaspiegel mit dem Risiko abnehmender kognitiver Funktionen zusammenhängen.

Erhöhte Plasmaspiegel von **Homocystein** gelten als bedeutender, unabhängiger Risikofaktor für die Entwicklung der Alzheimer-Krankheit und anderer Demenzformen. Der Anstieg von Homocystein ist in der Regel Folge eines Folsäuremangels. Durch eine erhöhte Konzentration von Homocystein treten vermehrt Schäden an der Erbsubstanz (DNA) auf, unter anderem wird die Möglichkeit der DNA-Reparatur beeinträchtigt. In mitotischen Zellen haben solche DNA-Schäden Karzinome zur Folge, während es in postmitotischen Zellen (wie Neuronen) zum Zelltod kommen kann.

Ein unerkannter **Vitamin-B12-Mangel** – wie er häufig bei älteren Menschen anzutreffen ist – kann signifikante neuropsychiatrische Symptome verursachen und zu Gedächtnisstörungen und Nachlassen kognitiver Funktionen führen.

Kardiovaskuläre Risikofaktoren und Krankheiten

Diabetes mellitus ist ein Risikofaktor für Alzheimer-Krankheit und vaskuläre Demenz; das Gleiche gilt für Hypertonie im mittleren Lebensalter. Daten der Rotterdam-Studie erlauben sogar die Hypothese, dass der Demenz durch antihypertensive Therapie vorgebeugt werden kann. Das gilt vornehmlich für die vaskuläre Demenz, weniger für die Alzheimer-Demenz. Liegen Diabetes und Hypertonie gleichzeitig vor, ist das Risiko für vaskuläre Demenz um das Sechsfache erhöht.

Geht die **Hypertonie** einer Demenz voraus? Die genauen Zusammenhänge zwischen Bluthochdruck und kognitiver Beeinträchtigung beziehungsweise Demenz sind noch nicht geklärt. Aufgrund von Beobachtungsstudien wird jedoch ein entsprechend enger Zusammenhang vermutet, wie er für den Schlaganfall mittlerweile als bestätigt gilt.

Bezüglich der vermuteten Mechanismen, die bei einem Patienten mit Hypertonie zu kognitiver Beeinträchtigung prädisponieren können, ist aus heutiger Sicht Folgendes zu sagen: In der Mehrzahl der Fälle (57%) liegt der Demenz ein vaskuläres Geschehen zugrunde. Bei gut einem Drittel (39%) der Betroffenen wird gleichzeitig eine Alzheimer-Krankheit festgestellt. Bluthochdruck löst im Laufe der Zeit eine Reihe pathologischer Veränderungen im Gehirn aus. So werden Infarkte in den Gebieten großer wie auch kleiner Arterien dokumentiert. Finden diese Schädigungen in Regionen statt, die für die Gedächtnisleistung bedeutsam sind, oder wird die weiße Substanz direkt verletzt, dann ist das Resultat eindeutig.

Möglich ist aber auch ein schleichender Prozess, der einen kontinuierlichen Volumenverlust von Hirngewebe zur Folge hat, beispielsweise im Bereich der Thalamuskerne oder im Temporallappen.

Die Verbindung von Bluthochdruck zu Demenz könnte aber auch darauf beruhen, dass Hypertonie häufig mit anderen kardiovaskulären Risikofaktoren verknüpft ist, wie z.B. mit Hyperlipidämie, Herzinsuffizienz oder Vorhofflimmern.

Eine **Hypercholesterinämie** im mittleren Lebensalter wird als Risikofaktor für die Entwicklung einer Alzheimer-Demenz im späteren Leben betrachtet. Dementsprechend fordern Fachleute eine rechtzeitige Senkung erhöhter Cholesterinspiegel.

Typ-2-Diabetes wird als Risikofaktor für Alzheimer-Krankheit und vaskuläre Demenz (VaD) betrachtet. Diese Verknüpfung erscheint besonders stark ausgeprägt bei Trägern von ApoEε4. Diabetiker zeigen pathologische Veränderungen in Bezug auf eine erhöhte Anzahl neuritischer Plaques im Hippokampus sowie neurofibrilläre Fasern in Kortex und Hippokampus. Offenbar bestehen bei Diabetes und der Alzheimer-Krankheit die gleichen Stoffwechselstörungen. Bekanntlich zeigen sich Amyloid-Ablagerungen im Pankreas von Diabetikern; Ähnliches findet man bei Alzheimer-Kranken im Gehirn.

Hypoglykämien im Rahmen der Diabetes-Behandlung

Schwankende Glukosekonzentrationen wirken sich schädlich auf das menschliche Gehirn aus. Sowohl Hyperglykämien als auch Hypoglykämien können dauerhafte Beeinträchtigungen der kognitiven Funktionen auslösen.

Die Glukosekonzentration im peripheren Blutkreislauf darf einen Mindestwert nicht unterschreiten, damit die zerebrale Energieversorgung und somit die Funktionsfähigkeit sichergestellt werden können. Zu niedrige Glukosekonzentrationen verursachen rasch Fehlfunktionen. Die Vulnerabilität des Gehirns bei Neuroglykopenie ist regional unterschiedlich. Während die tiefer liegenden Strukturen resistenter sind, ist die Hirnrinde besonders vulnerabel. Wie man heute weiß, löst ein Blutzuckerabfall stufenweise gegenregulatorische Mechanismen aus, denen die typischen autonomen und neuroglykopenischen Warnsymptome folgen. Letztere stehen im Zusammenhang mit kognitiven Funktionsausfällen.

Gesunde sind durch diese physiologischen Gegenregulationsmechanismen vor Hypoglykämien geschützt. Die Reaktionen der hormonellen Glukose-Gegenregulation sind bei Diabetikern hingegen eingeschränkt bzw. unter Insulintherapie nicht gegeben. Eine deutliche Verschlechterung der kognitiven Funktionen stellt sich bei Blutzuckerwerten unter 3,0 mmol/l (54 mg/dl) ein; komplexe Aufgaben, die ein gewisses Maß an Konzentration erfordern, können dann nicht mehr ohne Probleme gelöst werden.

Verschiedene Faktoren beeinflussen das Ausmaß der hypoglykämiebedingten kognitiven Beeinträchtigung. Entscheidend ist, wie lange die Hypoglykämie dauerte und wie stark der Blutzucker abgefallen war (je geringer die HbA1c-Konzentration, desto schlimmer). Männer scheinen zudem stärker gefährdet zu sein als Frauen. Es ist nicht bekannt, ob das kognitive Niveau nach Wiederherstellung der Funktion dauerhaft reduziert bleibt.

Eine neuere Untersuchung aus Finnland bestätigt eine Zunahme an Lernschwierigkeiten und neuropsychologischen Veränderungen bei Kindern mit Typ-1-Diabetes als Konsequenz wiederholter schwerer Hypoglykämien. Auch das Wortgedächtnis war bei diesen Kindern ebenso wie die phonologische Verarbeitung deutlich beeinträchtigt.

2.4 Potenziell protektive Faktoren

Neuroprotektive Mechanismen können durch diätetische und Verhaltensmodifikationen verstärkt werden. Kalorienrestriktion, intellektuelle und körperliche Aktivität zählen wohl sicher dazu. Die Zufuhr von Antioxidanzien scheint allerdings nicht den gewünschten protektiven Effekt zu haben. Eine neue, äußerst seriöse Studie zeigt keine Risikoreduktion durch Vitamin-C-, -E- und Betacarotin-Aufnahme.

Über den Effekt der Verwendung von nichtsteroidalen Entzündungshemmern (NSAID) oder Statinen ist man sich noch nicht einig. Von Östrogenen wurden zwar Wunder erhofft, doch laut letzten Veröffentlichungen scheinen sie nicht vor der Alzheimer-Krankheit zu schützen, und sie scheinen auch nicht den Verlauf günstig zu beeinflussen.

Ernährung und Diät

Durch geeignete Diät lassen sich möglicherweise verschiedene neuroprotektive Mechanismen anregen oder verstärken. Tierexperimente deuten darauf hin, dass eine Kalorienrestriktion die Widerstandskraft von Neuronen im

Gehirn gegenüber Dysfunktion und Zelltod im Rahmen von Alzheimer-, Parkinson-, Huntington-Krankheit und Schlaganfall erhöht. Hohe Kalorien- und Fettzufuhr hingegen sind bei Personen mit ApoEε4-Genotyp wahrscheinlich mit einem erhöhten Alzheimer-Risiko assoziiert.

Eine neuere Untersuchung ist interessant, die den Zusammenhang zwischen ernährungsbedingtem Fettkonsum und Alzheimer-Krankheit darstellt. Hier wurde gezeigt, dass eine hohe Aufnahme ungesättigter, nicht katalytisch hydrierter Fette vor Alzheimer-Demenz schützen kann, während der Konsum gesättigter oder so genannter Transfettsäuren (wie sie bei der katalytischen Hydrierung von Ölen bei der Margarine-Produktion entstehen) das Demenzrisiko steigert.

2.5 Genetische Grundlagen

Über ein gehäuftes Auftreten der Alzheimer-Krankheit innerhalb einer Familie wurde erstmals 1925 berichtet. Heute kennen wir verschiedene Stammbäume mit autosomal-dominantem Erbgang und beinahe vollständiger Penetranz. In diesen Fällen beginnt die Krankheit vor Erreichen des 60. Lebensjahres und steht im Zusammenhang mit Mutationen der Chromosomen 21, 14 und 1.

Epidemiologische Erkenntnisse lassen vermuten, dass die Alzheimer-Krankheit keine reine Erbkrankheit darstellt. Eine nachweislich genetische Ursache haben nur 5% aller Fälle. Die genetische Konstellation in Bezug auf so genannte Kandidaten-Gene bewirkt jedoch eine gewisse individuelle **Vulnerabilität**. Daraus ergeben sich neben den rein sporadischen Fällen die relativ häufigen Mischformen: sporadisch auftretende Erkrankung mit genetischer Komponente.

Kopplungsanalysen bei Familien mit Alzheimer-Erkrankung haben mehrere Gendefekte erkennen lassen **(Abb. 2-1)**. Der wichtigste Gendefekt betrifft das für das **Amyloidvorläuferprotein (APP)** kodierende Gen auf Chromosom 21 **(Abb. 2-2)**. Ein Abbauprodukt von APP – Beta-Amyloid – ist Hauptbestandteil der so genannten senilen Plaques, die bei der Alzheimer-Krankheit einen typischen Befund darstellen. Neuesten Erkenntnissen zufolge ist Beta-Amyloid das Molekül, das die Alzheimer-Krankheit auslöst, und seine Ablagerung das primäre Ereignis.

Verbreiteter sind Mutationen von **Präsenilin** 1 (PS1) auf Chromosom 14. Personen mit diesem Gendefekt zeigen erhöhte Beta-Amyloidspiegel im Gehirn und im Blut. PS1-Genmutationen wirken sich direkt auf den Amyloid-Stoffwechsel aus.

Mutationen von Präsenilin 2 (PS2) schließlich wurden auf Chromosom 1 entdeckt. Sie sind sehr selten und betreffen im Wesentlichen eine Gruppe von Familien Wolga-Deutscher. PS2-Mutationen stehen im Zusammenhang

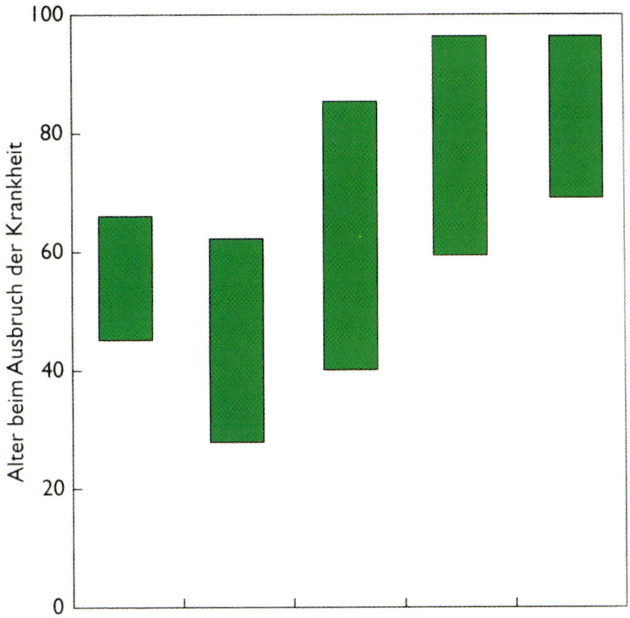

Gen	*APP*	*Präsenilin 1*	*Präsenilin 2*	*ApoE4*	*A2M*
Chromosom	21	14	1	19	12
% früh einsetzender Fälle	<1	40	<1	–	–
% aller Fälle	<0,1	1 – 2	<0,1	~30*	~30*

* Prävalenz des Allels in Alzheimer-Fällen, wo es potenziell ein Risikofaktor sein könnte

Abbildung 2-1: Heute bringt man fünf Gene mit der Alzheimer-Krankheit in Verbindung. Drei von ihnen, das Amyloid-Vorläufer-Protein (APP) und die beiden Präsenilin-Gene, können Mutationen tragen, die zur früh einsetzenden Form der Krankheit führen, welche typischerweise in den Vierzigern beginnt, in Ausnahmefällen aber auch noch früher. Von diesen Genen ist Präsenilin-1 das häufigste; es ist in 40% aller Frühfälle mutiert. Die spät einsetzende Form der Alzheimer-Krankheit ist bei weitem häufiger. Zwei Gene, das ApoE4 -Allel und A2M, tragen möglicherweise ebenfalls mit jeweils rund 30% zur Gesamtzahl der Fälle bei (aus Squire/Kandel: Gedächtnis. Die Natur des Erinnerns. Spektrum 1999).

mit relativ frühzeitig (in der vierten bis fünften Lebensdekade) beginnender Alzheimer-Krankheit.

Zusätzlich zu den genannten Genen existieren gewisse «Risiko-Gene», die die Entwicklung der Alzheimer-Krankheit zu beeinflussen scheinen. Diese

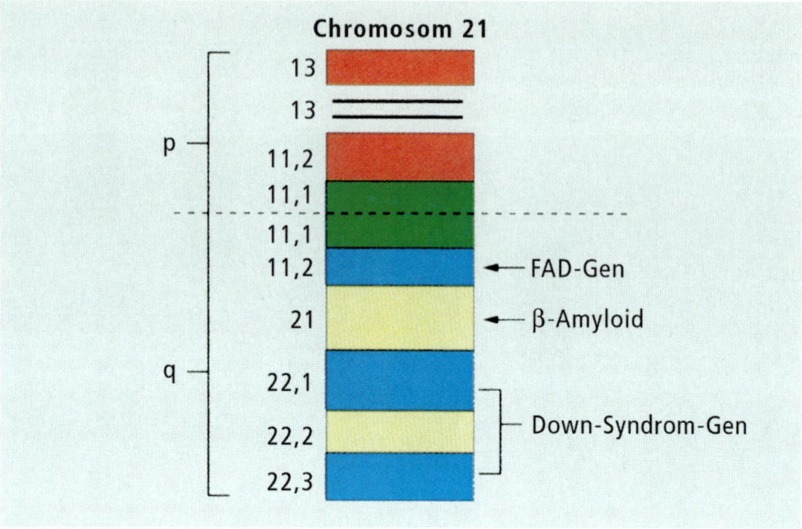

Abbildung 2-2: Schematische Darstellung des Chromosoms 21 mit den Genloci für die familiäre Form der Alzheimer-Krankheit (FAD), das Amyloid-Vorläufer-Protein (APP) sowie das Down-Syndrom (Trisomie 21), das dadurch charakterisiert ist, dass die Betroffenen beinahe ausnahmslos im jüngeren Erwachsenenalter eine Alzheimer-Demenz entwickeln.

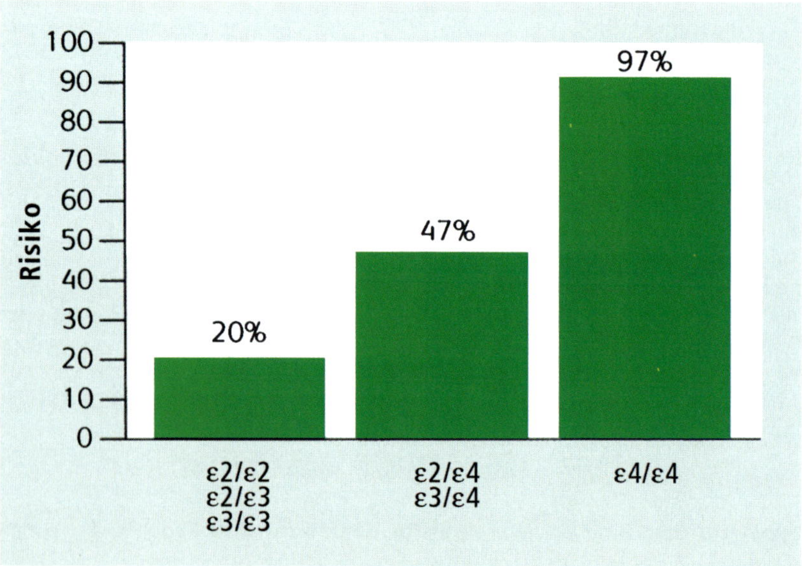

Abbildung 2-3: Alzheimer-Risiko durch Anwesenheit der ApoEε4-Allele bei 80-Jährigen (mit freundlicher Genehmigung von Athena Diagnostics).

Gene besitzen multiple Allele, die einerseits eine schützende und andererseits eine schädliche Wirkung haben können. Von besonderem Interesse sind die drei Epsilon-Allele des **Apolipoprotein**-E-Gens: ApoEε2, ApoEε3 und ApoEε4. Die Mehrheit (80%) der weißen Bevölkerung ist Träger von ApoEε3; etwa 15% weisen ApoEε4 auf und nur 7% ApoEε2. Bei Patienten mit spätem Beginn der Alzheimer-Krankheit sind Träger von ApoEε4 überrepräsentiert. Liegen zwei Epsilon-4-Allele vor (ApoEε4/ε4), ist das Risiko für eine Alzheimer-Erkrankung um das Fünffache erhöht, und die Demenz beginnt früher als gewöhnlich **(Abb. 2-3)**.

Der ApoE-Genotyp ist nicht nur bestimmend bei der Entstehung der Alzheimer-Krankheit, sondern nach heutigen Erkenntnissen auch bei der Progredienz der kognitiven Ausfälle. Die ApoE4-Allele bestimmen maßgeblich den Gedächtnisverlust, und zwar in «dosisabhängiger» Weise.

Als Träger dieser Risikoallele muss man nicht zwangsläufig die Krankheit entwickeln. Andere, bisher nicht definierte Faktoren müssen in der Regel hinzukommen, um das pathologische Geschehen auszulösen oder nachhaltig voranzutreiben.

2.6 Pathophysiologie

Bei der Alzheimer-Krankheit handelt es sich um eine progressive neurodegenerative Demenz mit schleichendem Beginn; klinisch kann sie erst in der Endphase erkannt werden. Die ersten Zeichen sind kaum sichtbare Verschlechterungen der Gedächtnisfunktion bei gleichzeitig klarem Bewusstsein. Eine definitive Diagnose aufgrund klinischer Beobachtungen allein ist nicht möglich; die Bestätigung ist bisher nur post mortem möglich.

Neuropathologische Kennzeichen der Alzheimer-Krankheit sind extra- und intrazelluläre Ausfällungen unlöslicher Eiweißverbindungen, assoziiert mit neuronalen und synaptischen Verlusten sowie einer reaktiven Gliose.

Amyloid-Plaques

Bei den extrazellulären Aggregaten, den **neuritischen Plaques,** handelt es sich um ein Amyloid-Beta-Peptid, ein physiologischer Metabolit des sehr viel größeren Amyloidvorläuferproteins (APP, bestehend aus 695 bis 770 Aminosäuren), das durch sequenzielle Proteolyse abgebaut wird. Die Plaques sind rund oder oval und bestehen aus einem kompakten Kern und einer Randzone, die unter anderem dystrophische Nervenfortsätze enthält **(Abb. 2-4)**.

Amyloid-Plaques werden von **Beta-Amyloid** gebildet, einem aus 39 bis maximal 43 Aminosäuren bestehenden Polypeptid, das heute bereits synthetisch hergestellt werden kann. Normalerweise ist das (gesunde) Gehirn in der Lage, dieses Eiweiß mit Hilfe von Proteasen abzubauen und die

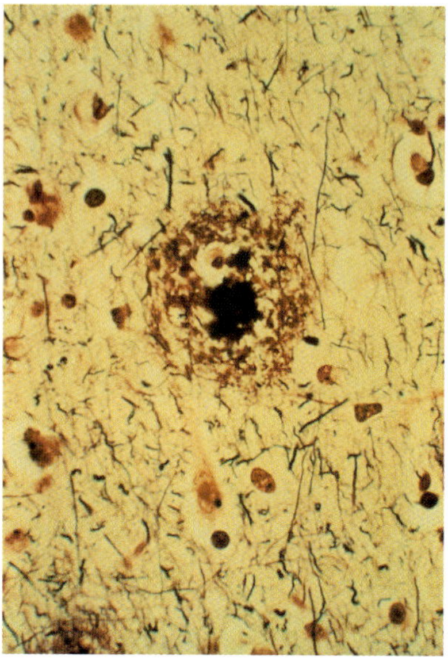

Abbildung 2-4: Amyloid-Plaque.

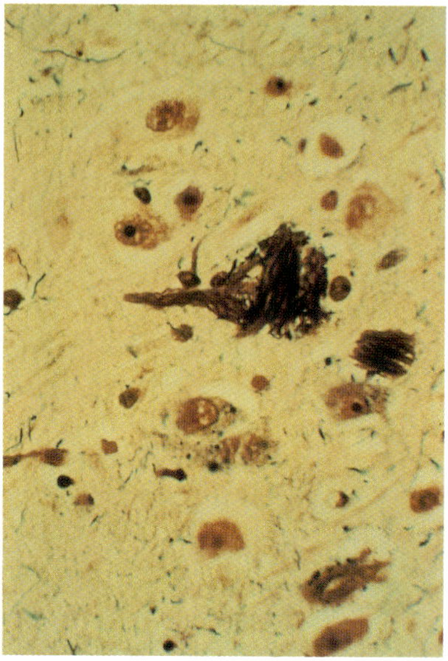

Abbildung 2-5: Neurofibrillenbündel.

«Bruchstücke» zu entsorgen. Gelingt das dem (kranken) Gehirn nicht mehr, lagern sich verklumpte und unlöslich gewordene Bruchstücke in den Synapsen ab und beeinträchtigen die Funktion von Neuronen. Entsteht eine solche Amyloid-Plaque, unterbricht sie bis zu einer Million Nervenzellkontakte.

Erst kürzlich fand eine amerikanische Forschergruppe in Gehirnen von Alzheimer-Kranken erstmals verhältnismäßig kleine Amyloid-Aggregate (12 bis 24) – so genannte «Amyloid β-derived diffusible ligands (ADDL)». Deren physiologische Funktion ist jedoch noch nicht bekannt.

Neurofibrillenbündel und Tau-Protein

Die intrazellulären neurofibrillären Einschlüsse, die in absterbenden Neuronen zu finden sind, bestehen aus paarigen, helikalen Filamenten, die hyperphosphoryliertes Tau enthalten. **Tau** ist ein mit den Mikrotubuli assoziiertes Protein. Diese intrazellulären Strukturen kennt man als Neurofibrillenbündel und neuropile Fäden **(Abb. 2-5)**. Das Ausmaß der neurofibrillären Veränderungen korreliert mit der Schwere des Nervenzellverlustes und den klinischen Krankheitssymptomen.

Bestimmte Areale des limbischen Systems sind besonders anfällig für entsprechende neurofibrilläre Veränderungen. Die Läsionen gehen von der transentorhinalen Region aus und dehnen sich allmählich auf die entorhinale Region aus, auf den Hippokampus, die Amygdala und schließlich auf

Gebiete des Neokortex. Von den histologisch nachweisbaren neurofibrillären Veränderungen bis zur manifesten Alzheimer-Demenz vergehen meist mehrere Jahrzehnte.

Im Zusammenhang mit Tau scheint eine erst kürzlich entdeckte Peptidyl-Isomerase mit der Bezeichnung **Pin-1** von Interesse. Pin-1 interagiert offenbar im Rahmen der Alzheimer-Krankheit mit phosphoryliertem Tau innerhalb der degenerierenden Neuronen. Es wird angenommen, dass Pin-1 der neuronalen Entdifferenzierung und Apoptose entgegenwirkt und protektiv wirkt. Bei Alzheimer-Kranken werden reduzierte Konzentrationen an löslichem Pin-1 gemessen.

Was die neuropathologischen Vorgänge bei der Alzheimer-Krankheit auslöst bzw. warum die Patienten unterschiedlich anfällig sind, ist bisher nicht geklärt.

Zur Unterstützung der klinischen Diagnose lassen sich heute bereits Beta-Amyloid und Tau als biologische Marker im Liquor bestimmen, wobei die Spezifität jedoch zu wünschen übrig lässt. Kennzeichnend für die Alzheimer-Krankheit sind signifikant erniedrigte Beta-Amyloidspiegel im Liquor und erhöhtes hyperphosphoryliertes Tau-Protein.

Cholesterin und Alzheimer-Krankheit

Statine haben sich in groß angelegten Studien als wirksame Lipidsenker erwiesen, die gleichzeitig protektive Wirkung auf das Herz- und Gefäßsystem entfalten. In jüngster Zeit gab es vermehrt Anzeichen dafür, dass diese Stoffe in der Prävention der Alzheimer-Krankheit eine Rolle spielen könnten. Was ist die Grundlage für diese Annahme?

Die Pathophysiologie der Alzheimer-Krankheit ist eng verknüpft mit dem **Cholesterin-Stoffwechsel**. Aus Beobachtungsstudien weiß man, dass Patienten mit erhöhtem Cholesterinspiegel ein erhöhtes Alzheimer-Risiko aufweisen. Als einer der Hauptrisikofaktoren für die Alzheimer-Krankheit gilt **Apolipoprotein E** (ApoE), ein Protein, das für den Cholesterintransport im Organismus zuständig ist. Personen mit ApoE4-Polymorphismus zeigen erhöhte Cholesterinspiegel, was zu einem erhöhten Risiko einer kardiovaskulären Erkrankung führt. Patienten mit kardiovaskulärer Krankheit wiederum haben ein erhöhtes Alzheimer-Risiko.

Ein weiterer Zusammenhang besteht darin, dass Alpha-2-Makroglobulin an den gleichen Rezeptor bindet wie ApoE. Dieser Rezeptor ist wichtig für die Aufnahme von Cholesterin in die Zellen.

Cholesterin dürfte außerdem beim Abbau von Amyloidvorläuferprotein (APP) zu Beta-Amyloidfragmenten (Beta-A40/Beta-A42) beteiligt sein. Damit beeinflusst es die Biosynthese von Beta-Amyloid – dasjenige Protein, das sich im Gehirn von Alzheimer-Patienten in den so genannten neuritischen Plaques anhäuft. Diese Beta-Amyloidablagerung ist Ursache für die schwerwiegenden Folgen und verantwortlich für die Neurodegeneration und damit letztlich das Absterben von Neuronen. Die Produktion dieses schädigenden

Peptids kann in einigen Zellen durch erhöhte Cholesterinspiegel gesteigert werden. In verschiedenen Experimenten mit transgenen Mäusen konnte eine direkte Beziehung zwischen Cholesterinspiegel und der Menge an neuritischen Plaques nachgewiesen werden, und das sogar dann, wenn die Tiere lediglich cholesterinreich ernährt wurden.

Die Beziehung zwischen Cholesterin, APP-Transport, Amyloid-Produktion und Alzheimer-Risiko ist also nicht von der Hand zu weisen. Das bestätigen tierexperimentelle wie auch erste klinische Studien am Menschen.

Trotz aller günstigen Studienergebnisse konnte bisher jedoch nicht herausgefunden werden, wie Statine im Einzelnen auf die Alzheimer-Pathogenese wirken. In weiteren prospektiven klinischen Studien wird derzeit geprüft, ob der aufgezeigte Statineffekt replizierbar und stabil ist. Bis diese Ergebnisse vorliegen, sollte darauf geachtet werden, überhöhte Cholesterinspiegel zu senken.

Statine sind lipidsenkende Arzneistoffe aus der Gruppe der Hydroxymethylglutaryl-(HMG-)Coenzym A-Reduktase-Hemmer. Keines der im Handel befindlichen Statine ist bisher für die Prävention oder Therapie der Alzheimer-Krankheit zugelassen. Die derzeit laufenden und geplanten klinischen Studien dienen Forschungszwecken.

Insulin und Alzheimer-Krankheit

Ist die Alzheimer-Krankheit eine Stoffwechselkrankheit? Die Antwort auf diese Frage ist derzeit noch offen. Von Interesse jedoch sind mehrere experimentelle Beobachtungen und klinische Befunde, die zumindest entsprechende Hypothesen aufkommen lassen.

Die Zusammenhänge zwischen **Insulinstoffwechsel** und Alzheimer-Krankheit sind offensichtlich. Und das nicht allein aufgrund der Tatsache, dass Amyloid-Plaques im Gehirn von Alzheimer-Kranken sowie in der Bauchspeicheldrüse von Diabetikern nachgewiesen werden.

Eine Vielzahl epidemiologischer und anderer Studien dokumentiert eine Assoziation zwischen Diabetes und Alzheimer-Demenz: Diabetes fördert Gefäßkrankheiten; Diabetes führt zur Glykosylierung von Proteinen; so genannte «Advanced Glycation End Products» (AGE) sind die Ursache für oxidativen Stress. Das körpereigene insulinspaltende Enzym (IDE) ist gleichzeitig verantwortlich für den Abbau und den Abtransport von Beta-Amyloid – Hauptbestandteil der charakteristischen Amyloid-Plaques bei der Alzheimer-Krankheit. Bei annähernd 50% aller Alzheimer-Kranken mit ApoEε4-Allelen ist die IDE-Konzentration im Hippokampus reduziert.

Patienten mit Alzheimer-Krankheit weisen erhöhte Nüchtern-Plasma-Insulinspiegel auf. Auch das Verhältnis von Insulin im Liquor zu Insulin im Plasma ist bei ihnen reduziert. Alzheimer-Kranke ohne ApoEε4-Allele zeigen eine signifikante Verbesserung der Gedächtnisleistung nach intravenöser Insulingabe. Bei Alzheimer-Kranken ist eine Insulinresistenz häufiger zu finden als bei gesunden Kontrollpersonen. In den Gehirnen von Alzheimer-Kranken wurde eine Heraufregulierung des Insulinrezeptors nachgewiesen sowie eine fehlerhafte Signaltransduktion des Insulinrezeptors.

Insulin ist bekanntlich entscheidend für den Energiehaushalt in der Peripherie, es ist aber auch wichtig für den Energiestoffwechsel des Gehirns und für andere Funktionen des Zentralnervensystems.

Beta-Amyloid (Abeta) ist ein direkter kompetitiver Hemmstoff, wenn es um die Bindung und die Funktion von Insulin geht. Abeta kann den Effekt von Insulin auf die metabolischen Abbaustufen des Abeta-Vorläuferproteins (AbetaPP) hemmen.

Die Beobachtung, dass Abeta und die Metalloproteinase IDE ein gemeinsames Abbausystem verwenden, lässt auf die Möglichkeit einer reziproken Interferenz schließen. Vermutlich liegt sowohl dem Diabetes mellitus als auch der Alzheimer-Krankheit eine IDE-Hypofunktion zugrunde, die die Verknüpfung von Hyperinsulinämie, Insulinresistenz, Diabetes und Alzheimer-Krankheit erklärt.

Aus diesen diversen Beobachtungen ergibt sich eine wichtige Frage: Welche therapeutischen Konsequenzen können gezogen werden? Stimulation des neuronalen Metabolismus wäre eine Möglichkeit, Erhöhung der IDE-Konzentration eine andere. Auch die Verabreichung von «Glucagon-like peptide 1» (GLP-1) wird diskutiert. GLP-1 ist ein insulinotropes Hormon mit neuroprotektiven Eigenschaften. GLP-1 regt die Proliferation der pankreatischen Inselzellen an sowie die glukoseabhängige Insulin-Sekretion. Bei Typ-2-Diabetikern senkt GLP-1 den Blutzucker.

Für Spekulationen ist es viel zu früh. Die weiteren Erkenntnisse, die aus der Erforschung des Stoffwechsels kommen, werden jedoch mit Spannung erwartet.

3 Klinische Präsentation und diagnostische Abklärung

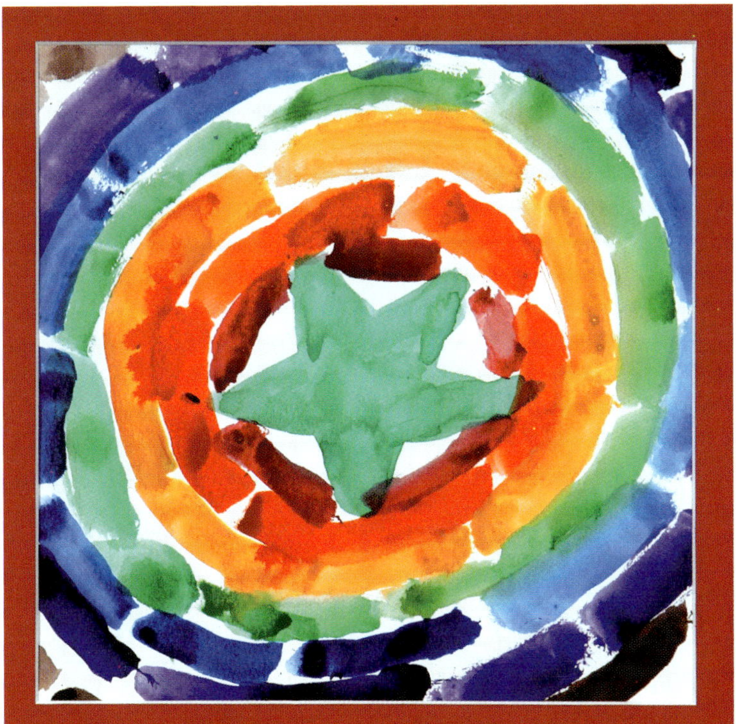

Abbildung 3-1: Bill: «Star of Hope». Bill ist Geistlicher im Ruhestand. Er ist ein Opfer der Alzheimer-Krankheit. Im späten Stadium ist ihm die Sprache weitgehend abhanden gekommen. Seine Gefühle versucht er durch Malen zum Ausdruck zu bringen. Trotz allem verleiht ihm seine Gläubigkeit die Kraft zur Hoffnung (im Besitz von Brigitte und Ralph W. Richter).

3.1 Stadienverlauf

Die ersten Anzeichen einer Alzheimer-Erkrankung wurden in Kapitel 1.4 dargestellt. Im weiteren Verlauf macht sich zunehmende Antriebslosigkeit bemerkbar; die Patienten zeigen immer weniger Interesse an ihrer Umgebung. Apathie findet man bei Alzheimer-Kranken im späteren Stadium häufig vor.

Das **Fortschreiten** der Krankheit lässt sich an den zunehmenden Ausfällen des Betroffenen erkennen. Körperpflege und persönliche Hygiene werden immer mehr vernachlässigt. Die Kommunikation wird ständig schwieriger, weil das Sprach- und Sprechvermögen nachlassen; bereits vorher ist der Patient schon nicht mehr in der Lage zu rechnen. Schließlich geht die Kontrolle über wichtige Körperfunktionen (Blase/Darm) verloren. Der Patient verlernt zu essen und zu schlucken, er muss folglich gefüttert und zuweilen künstlich ernährt und mit Flüssigkeit versorgt werden.

Die Progredienz der Alzheimer-Krankheit bezüglich der **kognitiven Fähigkeiten** lässt sich wie folgt skizzieren:

1. Gedächtnisverlust zu Beginn (anatomisches Korrelat: Temporallappen)
2. Aphasie, Apraxie und Agnosie (Parietallappen)
3. Beeinträchtigungen in bedeutenden Bereichen wie Gang, Blasen- und Darmkontrolle (Frontallappen).

Parallel dazu kommen im Krankheitsverlauf die bekannten **nichtkognitiven Beeinträchtigungen** hinzu, einzuteilen in abnorme Empfindungen (Depressionen, Angststörungen, Wahnvorstellungen, Halluzinationen) und abnorme Verhaltensweisen (Agitiertheit, Aggressionen, verändertes Schlafmuster). Viele Patienten (64%) entwickeln eine gesteigerte Aktivität, bei einem kleinen Teil (14%) zeigt sich ausgeprägte Aggressivität. Auch manische Episoden sind kein seltenes Ereignis bei Alzheimer-Patienten.

Bei der Beurteilung der kognitiven Fähigkeiten ist immer daran zu denken, dass eine ganze Reihe anderer Krankheitsbilder die Kognition beeinträchtigen können. Diese zumeist behandelbaren Krankheiten müssen differenzialdiagnostisch von der Alzheimer-Krankheit abgegrenzt werden. So können sich beispielsweise Hypoglykämien beim Diabetiker massiv auf die kognitiven Fähigkeiten auswirken. Ebenso zeigen Patienten mit Anorexia nervosa häufig leichte bis mittelschwere kognitive Beeinträchtigungen, die auf eine ähnliche zerebrale Unterversorgung mit Glukose zurückzuführen sind.

«Retrogenese» – wie sich Funktionen und Fähigkeiten zurückbilden

Wenn degenerative Mechanismen die im normalen Entwicklungsverlauf erworbenen Fähigkeiten der Reihe nach umkehren oder zurückbilden, spricht der amerikanische Psychiater Barry Reisberg von einer **Retrogenese**, die im Rahmen der Alzheimer-Demenz auftritt. Es handelt sich um eine Art Rückkehr in die Kindheit, deren Ursache allerdings im neuropathologischen Bereich anzusiedeln ist.

Reisberg vergleicht die Phasen der menschlichen Entwicklung, die von Fortschritten geprägt sind, mit den Phasen der Alzheimer-Krankheit, die durch Rückschritte gekennzeichnet sind **(Tab. 3-1)**. Dabei ergibt sich eine reziproke Analogie, deren Kenntnis die Betreuung und Pflege der Patienten erheblich erleichtern und verbessern könnte. Wer weiß, was in der Betreuung

Tabelle 3-1: Entwicklungsalter beim Menschen und ihre Entsprechung im Retrogenese-Prozess beim Alzheimer-Kranken.

Alter eines Kindes	Erworbene bzw. verlorene Fähigkeiten	Alzheimer-Stadium	MMSE-Score	Zeitspanne (Jahre)
Lebensjahre				
> 12	erwerbsfähig	Beginn	25–29	0–7
8–12	einfache Finanzaktionen	leicht	19	7–9
5–7	Kleider auswählen und selbstständig ankleiden	mäßig	14	9–10,5
5	ankleiden	mittel	5	10,5–13
4	ohne Hilfe duschen			
4	ohne Hilfe zur Toilette gehen			
3–4	Urinkontrolle			
2–3	Darmkontrolle			
Lebensmonate				
15	5–6 Worte sprechen	mittel–schwer	0	13–19
12	1 Wort sprechen	schwer		
12	Laufen			
6–10	Sitzen			
2–4	Lächeln			
1–3	Kopf aufrecht halten			

auf ihn zukommt, kann sich leichter auf die Belastung einstellen. Und wer versteht, was im Patienten krankheitsbedingt vor sich geht, bringt mehr Verständnis und Toleranz für Schwächen und abhanden gekommene Fähigkeiten auf.

Bei Alzheimer-Kranken lassen sich die gleichen infantilen neurologischen Reflexe nachweisen, die die normalen Entwicklungsphasen bei Kindern bestimmen. Diese Reflexe sind für die korrespondierenden retrogenen Prozess-Stadien im Rahmen der Alzheimer-Krankheit ebenso eindeutig. Als Beispiele seien der Saugreflex bei Berührung der Lippen und der Greifreflex von Fingern und Zehen genannt. Entsprechend der retrogenen «Entwicklungsphase» ergibt sich der aktuelle Pflegebedarf der Patienten.

Eine weitere Übereinstimmung von Entwicklung und Retrogenese zeigen elektrophysiologische Messungen beim Kleinkind und beim Alzheimer-Kranken. Hirnphysiologie und Hirnstruktur präsentieren sich in einem nahezu identischen Entwicklungsstadium. Die beim Kleinkind am stärksten «wachsende» Hirnregion ist beim Alzheimer-Patienten dort, wo die Degeneration am größten ist. Auch der Grad von Myelinisierung und Demyelinisierung stimmt überein.

Dem Alzheimer-Patienten verbleiben so – je nach Rückentwicklungs- bzw. Krankheitsstadium – spezielle Fähigkeiten und Mittel zur Artikulation. Ein Kleinkind schreit, wenn etwas nicht stimmt, der Alzheimer-Kranke bringt Frustration, Hunger und Ärger auf ähnliche Weise zum Ausdruck: durch Vokalsprache (was jedoch oft als unerwünschtes Verhalten gedeutet wird). Ein Patient im mittleren Krankheitsstadium entwickelt «Wahnvorstellungen» – beim fünf- bis siebenjährigen Kind spricht man von «blühender Fantasie». Ebenso wenig wie ein acht- bis zwölfjähriges Kind seine Finanzen selbstständig regeln kann, ist der Alzheimer-Kranke dazu nicht (mehr) in der Lage.

Die Stadien der Erkrankung

Die Alzheimer-Krankheit verläuft langsam progressiv. Das Ausmaß der funktionellen Beeinträchtigung und die Schwere der Symptome erlauben eine für die Praxis brauchbare und ausreichend grobe **Stadieneinteilung**, von leicht (Stadium I) über mittelschwer (Stadium II) bis schwer (Stadium III) (vgl. **Tab. 3-2** und **3-3**). Einige Autoren unterteilen den Verlauf in fünf und sechs Stadien, wieder andere verwenden eine vierte Kategorie: das Terminalstadium.

Außerdem wird ein Prodromalstadium beschrieben, gekennzeichnet durch leichte kognitive Beeinträchtigung; andere Experten befassen sich intensiv mit einer so genannten Prädemenz-Alzheimer-Krankheit. In beiden Fällen besteht ein relativ hohes Risiko für das Fortschreiten und den Übergang zu manifester Alzheimer-Krankheit.

Daneben existiert die noch weitgehend unerforschte präklinische, präsymptomatische Phase, die vermutlich zehn oder mehr Jahre dauern kann.

Stadien der Alzheimer-Krankheit

Der Verlauf der Alzheimer-Krankheit (AD) ist individuell unterschiedlich. Die Überlebenszeit kann drei oder in Einzelfällen auch zwanzig Jahre betragen. Die Mehrzahl der Patienten lebt acht bis zehn Jahre mit der klinisch manifesten Krankheit.
Es werden drei Stadien der Erkrankung nach Schweregrad unterschieden:

I. Frühstadium: leichte AD, Dauer 2 bis 4 Jahre. Patienten in diesem Stadium:

- sind vergesslich
- gehen verloren
- haben Wortfindungsstörungen
- vergessen Namen
- verlegen Objekte
- verändern ihre Persönlichkeit
- verlieren Interessen
- sind desorientiert (zeitlich und räumlich).

II. Mittleres Stadium: mittelschwere AD, Dauer 2 bis 6 Jahre. Patienten in diesem Stadium:

- haben Probleme mit ADL
- brauchen Hilfe beim Anziehen
- haben Wahnvorstellungen
- irren ziellos umher
- benötigen engmaschige Überwachung
- erkennen Familienangehörige nicht mehr
- sind depressiv oder ängstlich.

III. Spätstadium: schwere AD, Dauer 1 bis 3 Jahre. Patienten in diesem Stadium:

- verstehen nicht mehr
- erkennen sich selbst nicht mehr
- können nicht mehr für sich sorgen
- können nicht mehr selbstständig essen
- zeigen oft Verhaltensprobleme
- sind inkontinent
- haben Gangprobleme.

Sicher ist, dass das pathologische Geschehen einsetzt, lange bevor erste kognitive Symptome und funktionelle Beeinträchtigungen in Erscheinung treten. Wie weit die neuropathologische Schädigung fortgeschritten sein muss, bis aus der Erkrankung eine offensichtliche Demenz wird, ist bisher nicht bekannt. Laut Definition spricht man von Demenz, wenn der Verlust der kognitiven Fähigkeiten sich nachteilig auf die Bewältigung der Aktivitäten des täglichen Lebens auswirkt.

Tabelle 3-2: Stadieneinteilung und Progression der Alzheimer-Krankheit.

Funktion	Stadium I (leicht)	Stadium II (mittelschwer)	Stadium III (schwer)
Gedächtnis	Kurzzeit	Kurz-/Langzeit	nicht nachweisbar
Abstrahierungs-vermögen	gestört	gestört	nicht nachweisbar
Visuospatiale Orientierung	leichte bis mittel-schwere Beein-trächtigung	abnormal	nicht nachweisbar
Sprache	Anomie	sensorische Aphasie	schwer beeinträchtigt
Verhalten	indifferent, Wahnideen	indifferent, Wahnideen	agitiert, stuporös, Wahnideen
Gang	normal	zielloses Herumwandern	beeinträchtigt
Haltung	normal	normal	gebeugt, bettlägerig
MMSE	30–21	20–11	10–0

Tabelle 3-3: Die Stadien der Alzheimer-Krankheit und ihre charakteristischen Kennzeichen.

Stadium	Hauptaspekt	Kennzeichen
Frühstadium	Vergesslichkeit	Nachlassendes Gedächtnis, Schlüssel verlegen, Termine übersehen, Namen vergessen, nachlassende Urteilsfähigkeit, Wortfindungsstörungen, kürzere Sätze werden gebildet, «Dings»-Sprache, Orientierungsprobleme
Mittleres Stadium	Deutliche Ausfälle	Hilfe in der Bewältigung von Alltagsfunktionen nötig, Unruhe, zielloses Herumwandern, Rückzug, verändertes Schlafmuster, Tag-Nacht-Umkehr, Stimmungsschwankungen, Depressivität, Aggression
Spätes Stadium	Verlust der Unabhängigkeit und Kontrolle	Hilfe nötig bei Essen, Körperhygiene, Toilettengang Gedächtnisausfall, Gangveränderungen, Verlust von Mimik (Lächeln) und Schluckfähigkeit, Kontrollverlust über Körperfunktionen

Früh- und Anfangsstadium

Die frühen, **präsymptomatischen Stadien** der Erkrankung sind gekennzeichnet durch schleichende pathologische Vorgänge im Gehirn. Die daraus resultierenden sehr subtilen Ausfälle lassen sich jedoch durch gründliches Überprüfen der kognitiven Fähigkeiten feststellen. Nähert sich der Betroffene dem Übergang zur klinischen Demenz, lassen sich mit Hilfe bestimmter Testinstrumente (wie Mini-Mentalstatus-Test, MMSE, oder Uhrentest) funktionelle und kognitive Verschlechterungen nachweisen.

In **Stadium I** der Alzheimer-Krankheit behindert die Gedächtnisstörung ohne Zweifel die alltäglichen Aktivitäten. Deren Bewältigung erweist sich von Tag zu Tag als schwieriger, und der Patient gilt nicht länger als verlässlich. Autofahren wird zum Problem: Auf der einen Seite verliert der Patient die Orientierung, auf der anderen Seite kennt er die Bedeutung von Verkehrsschildern oder Verkehrsampeln nicht mehr. Auch der Umgang mit Geld und die Regelung von Finanzen werden problematisch.

Die ersten Persönlichkeitsveränderungen werden in diesem Anfangsstadium für Angehörige und Freunde erkennbar, zumeist jedoch nicht als das gedeutet, was sie sind: Krankheitszeichen. Frustration und Ärger gegenüber dem Patienten sind folglich die typischen Reaktionen.

Dieses Anfangsstadium ist der passende Zeitpunkt für die Diagnosestellung sowie für eine gründliche Differenzialdiagnostik. Behandelbare Krankheiten und Krankheitskomponenten sollten spätestens jetzt erkannt und adäquat therapiert werden, so dass der Patient wenigstens zeitweilig zur normalen Leistungsfähigkeit zurückfindet.

In den frühen Stadien der Erkrankung sind die neuropsychologischen Beeinträchtigungen zumeist noch nicht voll ausgeprägt, die Testbefunde sind selektiv. Der Befall des Gehirns ist zunächst asymmetrisch. Beeinträchtigt der Prozess die dominante, zumeist linke Hälfte zuerst, dann sind frühzeitig Probleme mit der Sprache auffällig. Bei anderen Patienten ist die nichtdominante, zumeist rechte Hemisphäre involviert. Hier zeigen sich dann frühzeitig Probleme mit der räumlichen Orientierung sowie eine Abflachung des emotionalen Ausdrucks. Findet der pathologische Prozess vorrangig in Hirnregionen statt, die dem Gefühlsleben und der Organisation des Denkens zugeordnet werden (limbische und/oder frontale Region), dann können Persönlichkeitsveränderungen und Psychosen im Vordergrund stehen.

Zusammenfassend können sich bei Alzheimer-Patienten im Früh- und Anfangsstadium folgende Merkmale zeigen: Gedächtnisstörung, Sprachstörung, zeitliche Orientierungsstörung (das Zeitgefühl schwindet), räumliche Desorientierung, eingeschränkte Urteilsfähigkeit, Desinteresse, Zeichen von Depression, Minderwertigkeitsgefühl und Angst.

Die späteren Stadien

Mit dem Fortschreiten der Krankheit fallen weitere Funktionen nach und nach aus. Zusätzliche Hirnareale werden in das pathologische Geschehen involviert, so dass sich zunehmende Funktionsstörungen einstellen. Der Patient leidet schließlich an einer globalen kognitiven Beeinträchtigung. In diesen **fortgeschrittenen Stadien** ist der Patient inaktiv und selbst bei einfachsten Tätigkeiten auf Hilfe angewiesen, wie bei der Nahrungsaufnahme, dem Toilettengang oder Laufen an sich. In diesen Stadien ruht die gesamte Last auf den Schultern der Angehörigen oder der Betreuungspersonen. Eine Kommunikation ist mehr oder weniger nicht mehr möglich, da der Patient nicht mehr versteht, was von ihm verlangt wird, und seine Möglichkeiten, sich verständlich zu machen, weitgehend erschöpft sind. Der Wortschatz ist auf etwa fünf Wörter geschrumpft, die schließlich auch nicht mehr artikuliert werden können. Allerdings nimmt der Patient weiterhin Aufmerksamkeit und positive Zuwendung wahr, er ist für sein Wohlbefinden sogar besonders darauf angewiesen. Seine (erlebten) Gefühle bleiben gewöhnlich intakt, auch wenn deren aktive Expression behindert sein kann.

Die mittlere und späte Phase der Erkrankung können durch schwere Verhaltensauffälligkeiten gekennzeichnet sein, die zumeist eine Einweisung des Patienten in ein Pflegeheim erforderlich machen.

Variabler Verlauf

Der Verlauf der Alzheimer-Krankheit ist unterschiedlich. Bei einigen Patienten dauert es fünf bis acht Jahre, bis sie das Terminalstadium erreichen. Andere überleben zehn bis fünfzehn Jahre nach Erkennung der Demenz oder länger. Ein wesentlicher Einflussfaktor für die **Überlebensdauer** scheint die (emotionale) Qualität der Betreuung zu sein. In diesem Zusammenhang spielen offenbar auch die Intensität und Qualität der bis dahin gelebten Partnerbeziehung eine Rolle. Zeigt doch die Erfahrung, dass mit voller Hingabe von ihrem Ehepartner betreute Patienten vielfach sehr lange überleben.

Während die Überlebensdauer vom Zeitpunkt des Symptombeginns acht bis zehn Jahre erreichen kann, versterben einige Patienten schon nach ca. drei Jahren. Andere wiederum überleben bis zu zwanzig Jahren.

Obwohl kognitive und funktionelle Beeinträchtigungen die Krankheit kennzeichnen, müssen sie nicht zum gleichen Zeitpunkt gleich ausgeprägt sein. Beide stehen zwar miteinander in Verbindung, sie stellen jedoch zwei verschiedene Aspekte der Demenz dar, die nicht übereinstimmend als Vorhersageparameter des klinischen Verlaufs benutzt werden können.

Die **Rate der Progression** scheint im Wesentlichen vom Umfang der kognitiven Beeinträchtigung zu Beginn der Erkrankung bestimmt zu sein. Prospektive Studien haben gezeigt, dass der initiale MMSE-Wert in Beziehung zur funktionellen Leistungsfähigkeit zwölf Monate später steht, d. h., wie dann die Aktivitäten des täglichen Lebens (ADL) bewältigt werden können.

Obwohl die Alzheimer-Krankheit kontinuierlich fortschreitet, kommt es im funktionellen Bereich zuweilen monatelange zu keiner weiteren Verschlechterung oder sogar zu einer leichten Verbesserung. Dies sollte jedoch nicht darüber hinwegtäuschen, dass die Krankheit im neuropathologischen Sinn unaufhaltsam und erbarmungslos fortschreitet. Die Verschlechterung

Tabelle 3-4: Progression der Alzheimer-Krankheit in Abhängigkeit von Zeitverlauf und funktioneller Beeinträchtigung (bezogen auf Aktivitäten des täglichen Lebens, ADL, gemessen am MMSE).

ADL/Funktion	Zeitraum (Jahre)	MMSE
Termine einhalten	0–3	25–18
Telefonieren	0–3	24–17
Mahlzeiten einnehmen	0–3	24–17
Reisen (allein)	1–6	23–9
Haushaltsgeräte bedienen	2–6	21–8
Kleider auswählen	2–7	20–7
Ankleiden	2–7	21–7
Körperpflege	2–8	19–7
Hobby ausüben	3–7	18–6
Tisch abräumen	4–8	15–4
Laufen	5–8	13–4
Essen	6–9	11–2

im Spätstadium verläuft schließlich schneller, vermutlich mitbedingt durch die vollständige Ausschöpfung der zerebralen Reserve.

Ein relativ zuverlässiger und einfach zu erfassender Indikator für den Verlauf ist der Mini-Mentalstatus-Test. Der MMSE-Wert sinkt von maximal 30 Punkten über die Jahre auf null, abhängig von der (zunehmenden) Unselbstständigkeit des Patienten bzw. der funktionellen Beeinträchtigung **(Tab. 3-4)**.

3.2 Diagnostische Grundfragen

Detaillierte Krankengeschichte, Informationen einer nahen Bezugsperson, vollständige körperliche Untersuchung, bildgebende Verfahren, Laboruntersuchung sowie neuropsychologische Untersuchung gehören zwingend zur Diagnosefindung bei einem Patienten mit Gedächtnisproblemen und Verdacht auf Demenz.

Die Diagnose der Alzheimer-Krankheit kann in der Praxis heutzutage mit 85- bis 90%iger Gewissheit gestellt werden. Der **Erkennungsprozess** erfolgt in Stufen und umfasst folgende Parameter:

- Krankengeschichte, Sozial- und Familienanamnese, Fremdanamnese
- körperliche Untersuchung

- neurologische und neuropsychiatrische Abklärung
- Labor-Untersuchung
- bildgebende Verfahren
- Assessment der kognitiven Funktionen
- Assessment des funktionellen Status
- Differenzialdiagnose, Suche nach reversiblen Demenz-Ursachen
- diagnostisches Gespräch, Familienkonferenz
- Pflegeplanung, Zukunftsplanung.

Bereits das **klinische Erscheinungsbild** des Patienten bei der Erstkonsultation ist richtungsweisend. Wichtigstes Kriterium ist die kognitive Beeinträchtigung. Der Patient oder seine Begleitperson berichtet, wie es allmählich mit Erinnerungs-, vielleicht auch ersten Wortfindungsschwierigkeiten innerhalb von zwölf Monaten begann, ohne dass andere Erkrankungen hinzukamen. Als Risikofaktoren führt der Patient sein Lebensalter an, vielleicht auch eine Hypertonie. Die allgemeine körperliche Untersuchung ist unauffällig. Die neurologische Untersuchung ergibt keine fokalen Zeichen. Diese vorläufigen Befunde, zusammen mit der Anamnese, deuten auf das Vorliegen einer neurodegenerativen demenziellen Erkrankung.

In der weiter gehenden und differenzialdiagnostischen Abklärung geht es vor allem darum, potenziell behandelbare Krankheiten zu erkennen, eventuelle Komorbiditäten (zum Beispiel eine Depression) festzustellen und schließlich die Form der vorliegenden Demenz zu definieren, damit eine spezifische Therapie eingeleitet werden kann.

Die medizinische Abklärung erfolgt am günstigsten schrittweise mit **vier Schlüsselfragen:**

- Ist der Patient dement?
- Ist der Patient im Delirium?
- Ist der Patient depressiv oder psychotisch?
- Welche weitere Abklärung ist nötig?

Die diagnostische Evaluation wird nach Ausschluss kardiologischer und neurologischer Demenzursachen schließlich vervollständigt durch die Laboranalyse und den Einsatz mindestens eines bildgebenden Verfahrens (Computertomographie, Kernspintomographie, SPECT = single-photon-emission-computed-tomography).

Verlauf des Diagnoseprozesses

Die klinische Diagnose der Alzheimer-Demenz wird in der Praxis häufig relativ spät gestellt, denn Patienten oder Angehörige konsultieren erst dann einen Arzt, wenn das Zusammenleben in Partnerschaft oder Familie unerträglich wird. Die diversen Verhaltens- und Persönlichkeitsveränderungen, die ein Demenzkranker durchläuft, werden vom Betroffenen selber, von seinen Familienangehörigen und Freunden in der Regel nicht verstanden, als boshaftes Verhalten interpretiert und dem Kranken zur Last gelegt. Der Entscheidung, einen Arzt aufzusuchen, gehen also in der Regel zahlreiche Auseinandersetzungen und Konfliktsituationen voraus.

Viele Patienten versuchen, ihre Gedächtnis- und andere kognitive Störungen lange Zeit abzustreiten oder zu vertuschen, und sie zeigen oft keinerlei **Krankheitseinsicht**, obwohl sie sich innerlich krank fühlen. Die Initiative zum Arztbesuch geht nach langem Leidensdruck vielfach vom Lebenspartner oder den Angehörigen aus. Ein solcher Arztbesuch mit anschließender Diagnosestellung trägt dann zur Behebung der Konflikte und Irritationen innerhalb der Familie bei. Jetzt erst ist es möglich, sich mit der Krankheit, mit dem Demenzprozess entsprechend auseinander zu setzen. Das Stadium der subjektiven Verunsicherung wird abgelöst durch das Stadium der objektiven Sicherheit **(Tab. 3-5)**.

Die Zeit zwischen retrospektiv erkanntem **Symptombeginn** und **Diagnosestellung** kann Monate bis Jahre betragen. Es sollte im Interesse aller Beteiligten und der Gesellschaft sein, diese Phase deutlich zu verkürzen. Damit erhält der Patient jede Therapiechance, und der Patient und Angehörige bzw. die Betreuungsperson können entsprechend handeln.

Je früher die Diagnose gestellt wird, desto mehr Zeit bleibt den Betroffenen, sich auf die Krankheit und die dadurch veränderte Lebenssituation einzustellen. Wird die Diagnose spät gestellt, gelingt es oft nicht mehr, die bis

Tabelle 3-5: Die Stadien der Erkennung bis zu Diagnose und Krankheitsbewältigung.

A. Subjektive Verunsicherung
I. Verhaltens- und Persönlichkeitsveränderungen des Betroffenen führen zu interpersonellen Auseinandersetzungen und Konflikten,
II. Konflikte veranlassen Angehörige zum Arztbesuch.

B. Objektive Sicherheit
I. Verdachtsdiagnose
II. Differenzialdiagnose
II. definitive Diagnosestellung

C. Aufarbeitung von Konflikten, Neugestaltung der Rollenverteilung und Versuch der Krankheitsbewältigung dahin eskalierten Konflikte zu (er)klären oder auszuräumen und die nötige Neugestaltung der Rollenverteilung erfolgreich umzusetzen. Folge kann dann eine weiterhin spannungsgeladene, unaufgearbeitete Situation sein, in der eine optimale Betreuung des Patienten in emotionaler Hinsicht nicht möglich ist.

Ist der Patient dement?

Unter **Demenz** wird die globale und permanente kognitive Beeinträchtigung eines Patienten mit sonst klarem Bewusstsein bezeichnet. Begriffe wie Senilität, psychoorganisches Syndrom oder Zerebralsklerose sind obsolet.

Als Konsequenz der direkten neurophysiologischen Effekte des degenerativen Krankheitsprozesses entstehen multiple kognitive Ausfälle (insbesondere Gedächtnisstörungen). Die kognitive Beeinträchtigung lässt sich in der Praxis mit Hilfe relativ einfacher Tests durch den Arzt oder die entsprechend geschulte Praxisassistentin nachweisen. Empfohlen wird primär der Einsatz des MMSE (Mini-Mentalstatus-Test) und des Uhrentests. Mit diesen beiden Untersuchungsmethoden gewinnt der Arzt innerhalb von 15 Minuten einen Eindruck vom kognitiven Funktionszustand seines Patienten.

Der **MMSE** (vgl. S. 70) gibt Auskunft über verschiedene Funktionen: Gedächtnis (Kurz- und Langzeit), mathematisches Grundwissen (Rechnen), Orientierung und konstruktives, abstraktes Denken. Die maximal erreichbare Punktzahl beträgt 30. Ein Wert unter 24 wird als Bestätigung für das Vorliegen einer Demenz angesehen. Ein Patient, der weniger als 20 Punkte im MMSE erreicht, ist in der Regel kognitiv und in den Alltagsaktivitäten eindeutig eingeschränkt. Der MMSE ist besonders hilfreich, wenn eine Demenz bei Personen mit hohem Bildungsniveau festgestellt werden soll, und bei Personen, die geschickt ihre zunehmenden mentalen Defizite zu kaschieren wissen. Für weiter gehende neuropsychologische und neurologische Abklärungen sollte der Allgemeinarzt den Patienten zu einem Neuropsychologen (Memory-Klinik) oder einem erfahrenen Neurologen überweisen.

Mit Hilfe des **Uhrentests** (vgl. S. 72) kann sich der Arzt in ganz kurzer Zeit einen Überblick über den kognitiven Zustand seines Patienten verschaffen. Die Qualität der Zeichnung ist oft aussagekräftiger als der MMSE, zumindest bei einem Patienten mit hohem Bildungsgrad.

Eine Demenz muss vom Delirium abgegrenzt werden, einem per definitionem transienten und potenziell reversiblen Zustand, sowie von einer Depression oder einer anderen psychiatrischen Erkrankung, die ein schwaches kognitives Testergebnis begründen könnte.

Ist der Patient im Delirium?

Sowohl Demenz als auch **Delirium** sind Ausdruck eines «Hirnversagens». Für beide Zustände ist das Alter ein Hauptrisikofaktor. Bei gebrechlichen äl-

Tabelle 3-6: Differenzialdiagnose Demenz–Delirium.

Demenz	Delirium
allmählicher Beginn	rascher Beginn
langsame Progression	schnelle Progression
Dauer: Jahre	Dauer: Stunden oder Tage
Motorik nur im Endstadium beeinträchtigt	Tremor, Myoklonus möglich
Sprache normal	Sprache undeutlich
Aufmerksamkeit normal, ablenkbar	Aufmerksamkeit reduziert, fluktuierende Wachheit
Halluzinationen nicht im Vordergrund	Halluzinationen zuweilen prominent
Komorbidität (akut) selten	Komorbidität und toxische Noxen häufig

teren Menschen kann jede Krankheit ein Delirium auslösen. Ein akuter Myokardinfarkt, eine Pneumonie, ein gestörter Elektrolythaushalt mit Dehydrierung oder eine Urosepsis kann in dieser Altersgruppe bekanntermaßen einen veränderten Bewusstseinszustand hervorrufen.

Folgt man der Beschreibung durch Romano und Engel, ist die Demenz Zeichen einer organischen Hirnschädigung und das Delirium Zeichen einer funktionellen Beeinträchtigung. Beide Konditionen beeinflussen sich häufig gegenseitig. Das bedeutet, dass Patienten mit vorbestehender Demenz einem erhöhten Risiko für ein prolongiertes Delirium ausgesetzt sind.

Die differenzialdiagnostische Abgrenzung zwischen Demenz und Delirium erfordert einige Erfahrung. In **Tabelle 3-6** sind Parameter zur Unterscheidung gegenübergestellt. Eine Vielzahl von Krankheiten, Konditionen und Noxen kann beim älteren Menschen ein Delirium auslösen; besonders zu beachten sind in diesem Zusammenhang die bei älteren Personen häufig verordneten Medikamente **(Tab. 3-7)**.

Ist der Patient depressiv oder psychotisch?

Eine der wesentlichen Herausforderungen für den Arzt besteht in der Differenzierung zwischen Demenz und **Depression**. Da die Depression erfolgreich zu behandeln ist und keine schlechte Prognose hat, ist ihre Erkennung sehr wichtig.

Die Depression kann als erstes Symptom einer sich manifestierenden Demenz in Erscheinung treten und wird gleichzeitig als Risikofaktor für eine Demenz betrachtet. Mindestens ein Drittel aller Alzheimer-Kranken leidet irgendwann im Verlauf der Krankheit an einer Depression.

Für die Diagnose kommt erschwerend hinzu, dass die depressive Symptomatik durch kognitive Störungen überlagert sein kann. Zudem wird bei älte-

Tabelle 3-7: Krankheiten, Konditionen und Noxen, die ein Delir auslösen können.

Infekte:
- Sepsis
- Pneumonie
- Urosepsis
- chronische Meningitis (Mykose-bedingt)
- Aids-Enzephalitis

Kopfverletzung:
- akutes oder chronisches Subduralhämatom
- Zustand nach Gehirnerschütterung

Reduzierte Hirndurchblutung:
- chronisch-pulmonale Insuffizienz
- chronische Hypoxämie
- akuter Myokardinfarkt
- transiente ischämische Attacken
- stark reduzierte Herzarbeit

Metabolische Enzephalopathie:
- Hypoglykämie, Hyperinsulinämie
- diabetische Azidose
- schwerer Hypothyreoidismus
- schwere Hyperthyreose
- Vitamin-B12-Mangel
- Elektrolytstörung (Hypo-/Hypernatriämie; Hypo-/Hyperkalzämie)
- Niereninsuffizienz
- hepatische Enzephalopathie

Toxische Noxen/Arzneimitteleffekte:
- Psychostimulanzien
- Antipsychotika, Antidepressiva
- Anti-Parkinson-Mittel
- kardiovaskuläre Arzneimittel, Antihypertensiva
- Krebs-Medikamente
- Anästhetika
- Antibiotika
- Muskelrelaxanzien
- Anticholinergika
- Alkohol-Entzug

ren Patienten in der Praxis mehr auf somatische Erkrankungen und Manifestationen geachtet als auf psychische Veränderungen.

Verschiedene Aspekte ermöglichen in der Praxis eine klare Unterscheidung zwischen Depression und Demenz (**Tab. 3-8**). Bei einem Patienten mit Demenz stehen gewöhnlich Gedächtnisprobleme und Persönlichkeitsveränderungen sowie Agitation und Unruhe im Vordergrund. Bei einem depressiven Patienten sind Konzentrationsschwierigkeiten, Antriebshemmung, Müdigkeit und Krankheitsgefühl die typischen Symptome.

Der Allgemeinmediziner kann durch eine sorgfältig erhobene Anamnese und die Erfassung der kognitiven Funktionen mit Hilfe des MMSE in der Regel zwischen Demenz und Depression unterscheiden. Zur ergänzenden Bestätigung kann auch die Hamilton-Depressionsskala herangezogen werden (vgl. Kasten S. 63).

Bei Patienten mit **Schizophrenie** oder anderen Psychosen sind nicht selten die kognitiven Funktionen eingeschränkt, und eine Demenzentwicklung ist möglich. Wie man aus der Geschichte der Psychiatrie weiß, wurde die Schizophrenie früher als «Dementia praecox» bezeichnet. Berichten in der Literatur zufolge können verschiedene Negativsymptome einer Schizophrenie mit strukturellen Hirnschädigungen zusammenhängen. Dazu zählen unter an-

Tabelle 3-8: Differenzierung zwischen Depression und Alzheimer-Demenz.

Aspekt	Depression	Alzheimer-Demenz
Beginn	rasch	allmählich
Dauer	relativ kurz	jahrelang
Stimmung	bedrückt	reizbar (zu Beginn), apathisch (später)
Gedächtnis	Beeinträchtigung von Kurz- und Langzeitgedächtnis, Lernfähigkeit erhalten	Beeinträchtigung des Kurzzeitgedächtnisses, Probleme Neues zu lernen
formales Denken	Denkhemmung	umständlich, weitschweifend
Orientierung	nicht beeinträchtigt	beeinträchtigt
Schlaf	häufig frühmorgendliches Aufwachen	Schlaf-Wach-Rhythmus gestört (Tag-Nacht-Umkehr), nächtliche Verwirrtheit
Affekt	Tagesschwankungen, stärkere Ausprägung von Hoffnungslosigkeit	Affektlabilität vorherrschend, Ratlosigkeit
Krankheitsgefühl	ausgeprägt	nicht vorhanden
Krankheitseinsicht	Aggravationstendenz	Bagatellisierungstendenz
Uhrentest	unauffällig	auffällige Einbußen

derem Verlust oder Abnahme der normalen psychischen Funktionsfähigkeit, emotionale Beziehungsprobleme und Unfähigkeit, Emotionen angemessen auszudrücken.

Eine andere mit der Alzheimer-Krankheit assoziierte Psychose mit spätem Beginn trägt die Bezeichnung **Paraphrenie**. Ihre Ätiologie ist unbekannt. Einige wenige Demenzpatienten äußern primär diese Psychose und nicht Gedächtnisprobleme und andere Aspekte der beeinträchtigten Kognition. Alois Alzheimers erste berühmt gewordene Patientin zeigte bekanntlich primär pathologische Eifersucht; sie könnte somit durchaus ein Fall von Paraphrenie mit nachfolgender Demenz gewesen sein.

Welche weitere Abklärung ist nötig?

Je besser ein Arzt den Patienten und dessen Familie kennt, desto einfacher und schneller verlaufen gewöhnlich die Erkennung einer demenziellen Erkrankung und die Diagnosestellung. Mit anderen Worten: Die genaue Kenntnis der Krankengeschichte ist entscheidend und erleichtert die Arbeit.

Bei Verdacht auf **kardiovaskuläre Ursachen** oder einen Schlaganfall bzw. transiente ischämische Attacken kann der Arzt auf die Ischämieskala von

Tabelle 3-9: Hachinsky-Ischämie-Skala zur Differenzierung von degenerativer und vaskulärer Demenz.

	Punkte
1. Abrupter Beginn der intellektuellen Störung	2
2. Schrittweise Verschlechterung	1
3. Fluktuierender Verlauf	2
4. Nächtliche Verwirrtheit	1
5. Relativer Persönlichkeits-Erhalt	1
6. Depression	1
7. Somatische Beschwerden	1
8. Emotionale Inkontinenz	1
9. Hypertonie (frühere oder aktuell)	1
10. Schlaganfall in Anamnese	2
11. Hinweise auf Atherosklerose	1
12. Fokale neurologische Symptome	2
13. Sonstige neurologische Ausfälle	2
	total

Interpretation:
< 4 Punkte: Verdacht auf primär degenerative Demenz
> 8 Punkte: Verdacht auf vaskuläre Demenz

Hachinsky zurückgreifen und somit zwischen vermuteter vaskulärer und Alzheimer-Demenz differenzieren **(Tab. 3-9)**.

3.3 Diagnostik

Anamnese

Die Anamnese umfasst alle relevanten systemischen Erkrankungen, neurologische und psychiatrische Störungen, Stoffwechselerkrankungen, Unfälle/Traumata, Medikamentenanamnese, Alkoholkonsum, Rauchen, Drogenabhängigkeit oder missbräuchliche Verwendung von Medikamenten, Gedächtnisstörungen. Die Krankengeschichte wird vervollständigt durch Familienanamnese und Sozialanamnese (Ausbildung, Beruf, Lebenssituation). Besondere Bedeutung bei der Demenzabklärung kommt der **Fremdanamnese** zu.

Körperliche und neurologische Untersuchung

Eine besonders sorgfältige Erfassung des **Allgemeinzustands** des Patienten ist notwendig, da die Angabe und die Beschreibung von Symptomen von dementen oder verwirrten Menschen oft unpräzise ist oder ganz ausbleibt. Kennt der Arzt den Patienten, sollte er auf Veränderungen achten. Das Auftreten fokaler Schwäche kann beispielsweise Hinweis auf einen überlagerten Schlaganfall sein oder frühes Zeichen eines sich entwickelnden Subduralhämatoms.

Kennt der Arzt den Patienten nicht, sollte er besonderes Augenmerk auf mögliche abnorme **neurologische Befunde** legen. In diesen Fällen ist auch eine umfassendere Laboruntersuchung ratsam.

Die Geriatric Depression Scale

1. Sind Sie grundsätzlich mit Ihrem Leben zufrieden?	Ja	**Nein**
2. Haben Sie einige Ihrer Aktivitäten und Interessen aufgegeben?	**Ja**	Nein
3. Haben Sie das Gefühl, dass Ihr Leben leer ist?	**Ja**	Nein
4. Langweilen Sie sich oft?	**Ja**	Nein
5. Sind Sie meistens guter Laune?	Ja	**Nein**
6. Befürchten Sie, dass Ihnen etwas Schlechtes zustoßen wird?	**Ja**	Nein
7. Sind Sie die meiste Zeit glücklich und zufrieden?	Ja	**Nein**
8. Fühlen Sie sich oft hilflos?	**Ja**	Nein
9. Bleiben Sie lieber zu Hause, anstatt auszugehen und etwas zu unternehmen?	**Ja**	Nein
10. Glauben Sie, dass Sie mit dem Gedächtnis mehr Probleme haben als die meisten anderen Leute?	**Ja**	Nein
11. Finden Sie es wunderbar, jetzt zu leben?	Ja	**Nein**
12. Fühlen Sie sich im jetzigen Zustand ziemlich wertlos?	**Ja**	Nein
13. Fühlen Sie sich energiegeladen?	Ja	**Nein**
14. Finden Sie Ihre Lage sei hoffnungslos?	**Ja**	Nein
15. Glauben Sie, die meisten anderen Leute sind besser dran als Sie?	**Ja**	Nein
	Total	

Gezählt wird mit jeweils einem Punkt die Anzahl der fett gedruckten Antworten (Maximum 15 Punkte).

Interpretation:

- 0–5 Punkte: normal, nicht depressiv
- 6–9 Punkte: leichte bis mittelschwere Depression
- 10–15 Punkte: schwere Depression

Tabelle 3-10: Elemente der neurologischen Untersuchung.

- Händigkeit (rechts, links)
- Gang (normal, ataxisch, apraxisch, bradykinetisch)
- Muskelstatus (Tonus, Atrophie, Stärke, Reflexe)
- Koordination (Finger zur Nase, Romberg-Test)
- Fähigkeiten (Hemd zuknöpfen, Sachen aufheben, Schreiben, Lesen)
- Sprache/Sprechen
- Rechts-Links-Desorientierung
- Sinneswahrnehmung (Schmerz, Temperatur, Druck, Vibration)
- taktile Agnosie
- Hirnnerven (Geruch, Visus, Gesichtsfeld, Pupillen, Augenbewegung, Mimik, Gehör, Phonation, Schlucken, Zungenbewegung

Die Erhebung des Neurostatus beinhaltet die Suche nach fokalen Zeichen (Motorik, Sensorik, Gesichtsfeld). Auch die Reflexe (Greif-, Saug-, Palmomentalreflex) gehören in diese Kategorie. Des Weiteren sind die Papillen (auf mögliche Hirndruckzeichen) zu prüfen, der Visus und das Gehör. Gang und Gleichgewicht sind zu testen, Muskelstatus und Koordinationsfähigkeit (Tab. 3-10). Eine ganze Reihe neurologischer Krankheiten kann eine Demenz auslösen oder zu deren Entwicklung beitragen. Gerade bei älteren Patienten ist stets daran zu denken, dass ein Demenzsyndrom auf mehr als einer einzigen Ätiologie basiert.

Kardiologische und vaskuläre Aspekte

Die **kardiologische Untersuchung** mit Hilfe von Langzeit-EKG oder Echokardiogramm kann den Verdacht auf kardiogene Ursachen für eine Demenz lenken. Und es ist ein großer Erfolg, wenn bei einem Patienten mit beeinträchtigter Erregungsleitung durch Schrittmacher-Implantation die Hirndurchblutung wiederhergestellt und damit der demenzielle Prozess rückgängig gemacht wird.

Zerebrovaskuläre Ursachen einer Demenz lassen sich zuweilen mittels Ultraschalluntersuchung der Karotiden und Vertebralarterien feststellen. Multiple kleine Schlaganfälle können vaskuläre Demenz auslösen. Progressive präsenile Demenz ist kennzeichned für Morbus Binswanger, der mit Hypertonie und Gefäßerkrankungen in Zusammenhang steht. Das klinische Bild gleicht einer vaskulären Demenz, wobei die wesentlichen pathologischen Veränderungen in der weißen Substanz zu finden sind.

Ernährungszustand und Gewicht

Auch der Ernährungszustand ist zu erheben, vor allem bei Personen mit Untergewicht oder Gewichtsabnahme. Nicht selten nämlich vergessen Alzheimer-Kranke zu essen, vor allem, wenn sie allein leben. Malnutrition kommt bei diesen Patienten häufig vor. Regelmäßige **Gewichtskontrolle** ist folglich bei Demenzkranken ein Muss.

Laboruntersuchung und genetische Analyse

Die Resultate der routinemäßigen Laboruntersuchung geben Auskunft über Infektionen, entzündliche Prozesse, Stoffwechselstörungen – Zustände, die Gedächtnisstörungen und kognitive Dysfunktion (mit)bedingen können. Die einzelnen Untersuchungen, die im Rahmen der Demenz-Diagnostik vorgenommen werden sollten, sind in **Tabelle 3-11** aufgelistet.

Vitamin-B12-Spiegel sollten routinemäßig bei älteren Menschen überprüft werden. Ein unentdeckter Mangel an Vitamin B12 kann signifikante neurologische Symptome verursachen. Bei Patienten mit progressiver Demenz besteht ein enger Zusammenhang zwischen niedrigen Vitamin-B12-Spiegeln und kognitiver Beeinträchtigung. Nicht zuletzt ist die **Schilddrüsenfunktion** zu kontrollieren. Erhöhte TSH-Spiegel (thyroidstimulierendes Hormon) gelten als Risikofaktor für Demenz.

Bei bestimmten familiären Demenzformen kann unter Umständen eine gezielte **genetische Untersuchung** hilfreich sein oder den Verdacht bestäti-

Tabelle 3-11: Routine-Labor im Rahmen der Demenz-Diagnostik.

- Differenzial-Blutbild, Blutsenkungsgeschwindigkeit, Ferritin
- Urinstatus
- Parameter der Leberfunktion (ASAT, ALAT, γ-GT, alkalische Phosphatase)
- Parameter der Nierenfunktion (Harnstoff, Kreatinin)
- Parameter der endokrinologischen Funktion
- Elektrolyt-Status (Natrium, Kalium, Kalzium)
- Vitamin-Status (B12)
- Folsäure
- Parameter der Schilddrüsenfunktion (TSH, T3, T4)
- Blutzucker/HbA_{1c}
- Lipide
- Serologie (Lues; HIV/Aids)
- Arzneimittelspiegel (Digitalis, Barbiturate, Bromide)

gen. Dies sollte jedoch immer mit einer gleichzeitigen Beratung der Betroffenen verbunden sein.

Bildgebende und andere apparative Untersuchungen

Bildgebende Verfahren werden bei der Alzheimer-Krankheit üblicherweise dazu verwendet, andere ursächliche Erkrankungen der Demenz auszuschließen. Das kann ein Hydrozephalus sein oder ein primärer oder metastatischer Hirntumor.

Im Rahmen der Diagnostik und Dokumentation sollte in jedem Fall bei der Erstmanifestation einer neurologischen oder neuropsychiatrischen Erkrankung ein bildgebendes Verfahren zum Einsatz kommen (**Tab. 3-12**). Das kann bei Verdacht auf Demenz ein **Computertomogramm** (CT) sein, ein **Kernspin-**

Tabelle 3-12: Bildgebende Verfahren und ihre Aussagekraft bei Demenz.

Computertomografie (CT): Hirngewebe lässt sich einigermaßen gut im CT darstellen, solange die Gewebedichte unterschiedlich ist. Graue und weiße Substanz weisen eine ähnliche Dichte auf; sie lassen sich folglich mittels CT nicht sicher unterscheiden.
Kernspintomografie (MRI): MRI basiert auf Kernspin-Dichte und zwei unterschiedlichen Relaxationszeiten (T1 und T2). Der Radiologe kann damit verschiedene Gewebe differenzieren. Der Kontrast im MRI ist weit besser als im CT, das MRI folglich geeigneter für die Erkennung subtiler Veränderungen im Hirngewebe. Wie das CT gibt das MRI ein Bild der neuroanatomischen Strukturen und stellt akkurat eine Hirnatrophie dar. Volumetrische Hippokampus-Studien mit Computer-gestützter MRI-Technologie ermöglichen den Nachweis sowohl von altersassoziierten Veränderungen als auch von durch die Alzheimer-Krankheit ausgelösten Veränderungen im medialen Temporallappen und im limbischen System. Bei Fortschreiten der Alzheimer-Demenz werden signifikante volumetrische Veränderungen in den verdächtigen Regionen mittels MRI erkennbar. Die Methode könnte folglich dazu genutzt werden, Therapieerfolge zu dokumentieren und zu quantifizieren.
Single-Photon-Emissions-Computertomografie (SPECT): SPECT ermöglicht eine Abschätzung der zerebralen Durchblutung und ist eine einzigartige Methode zur Erfassung der Hirnfunktion bei Patienten mit neuropsychiatrischen Krankheitsbildern. In den meisten SPECT-Studien wird der regionale zerebrale Blutfluss gemessen (rCBF). Reduzierte Aufnahme der Tracer-Substanz (Gamma-emittierende Isotope) steht meistens im Zusammenhang mit reduziertem rCBF, verringerter kortikaler Dicke oder Neuronenverlust innerhalb der betroffenen Regionen. Bei Patienten mit vaskulärer Demenz sind SPECT und Diffusions-gewichtetes MRI dem CT überlegen in Bezug auf die Identifizierung frischer ischämischer Ereignisse und Läsionen.
Positronen-Emissions-Tomografie (PET): Noch immer ein Gegenstand der Forschung, breiten sich PET-Untersuchungen für besondere Fragestellungen langsam auch in die Praxis aus. Kortikaler Blutfluss und Glukosestoffwechsel in parietotemporalen Regionen lassen sich bei Alzheimer-Patienten mit Hilfe von PET darstellen, noch bevor klinische Befunde evident sind. Auch eine frühe Differenzierung zwischen Alzheimer-Krankheit und frontotemporaler oder Lewy-Body-Demenz dürfte damit möglich sein.

tomogramm (MRI) oder eine **SPECT**-Untersuchung. Mit diesen Verfahren lassen sich nichtneurodegenerative Veränderungen erkennen sowie Tumoren, Hirnatrophie, vaskuläre und andere Läsionen. CT und MRT können zu Beginn der Erkrankung noch weitgehend normal sein; erste Veränderungen stellen sich zumeist nach ein bis zwei Jahren ein. Beide Verfahren dienen vornehmlich zum Ausschluss anderer, behandelbarer Ursachen einer Demenz.

Funktionelle Verfahren wie SPECT, **PET** (Positronenemissionstomographie, misst unter anderem den zerebralen Glukosestoffwechsel, s. **Abb. 3-2**) und **fMRT** helfen bei der Abgrenzung zu frontotemporalen oder auch Lewy-Körper-Demenzen. Diese Verfahren gehören jedoch noch nicht zu den Routineuntersuchungen.

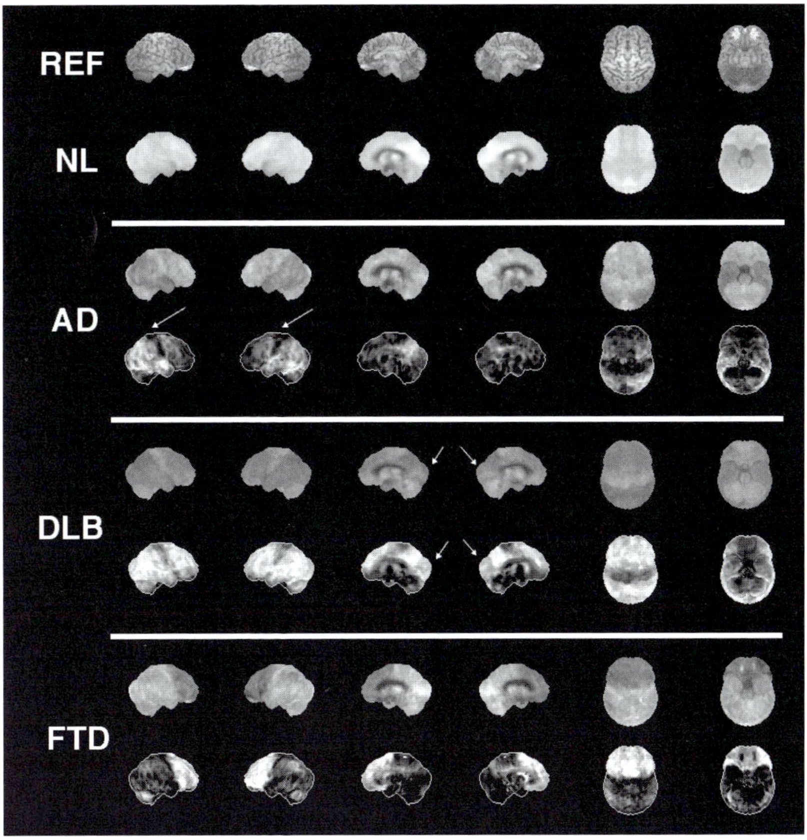

Abbildung 3-2:
Gegenüberstellung verschiedener Demenz-Formen im PET-Scan: NL = normaler Befund; AD = Alzheimer-Krankheit; DLB = Lewy-Body-Demenz; FTD = frontotemporale Demenz (Aufnahme: N. L. Foster, mit freundlicher Genehmigung).

Der Einsatz von SPECT ist in der Alzheimer-Diagnostik umstritten, da sich kein typischer Befund ergeben muss. Zeigt sich jedoch eine bilaterale oder asymmetrische Hypoperfusion im Bereich von Temporal- und/oder Parietallappen, und vermutet man aufgrund des klinischen Bildes die Alzheimer-Krankheit, dann kann die Diagnose als gesichert gelten.

Liquor-Untersuchung

Die Analyse des Liquors dient im Rahmen klinischer Studien der Erkennung bestimmter Proteine, die als pathologische Kennzeichen der Alzheimer-Krankheit gewertet werden. So sind beispielsweise die Spiegel des hyperphosphorylierten **Tau-Proteins** bei Alzheimer-Patienten so gut wie immer deutlich erhöht, unabhängig von Dauer und Schweregrad der Erkrankung. Auch die Liquorkonzentrationen von **Beta-Amyloid** (Abeta42) sind bei der Alzheimer-Krankheit meistens reduziert. Für die klinische Diagnose ist diese Untersuchung jedoch nicht erforderlich. Auch spezielle entzündliche Ätiologien oder Immunvorgänge lassen sich im Verdachtsfall mittels Liquoruntersuchung feststellen.

Zwei weitere im Liquor nachweisbare Substanzen dürften als diagnostische Biomarker in der Zukunft Bedeutung erlangen: 8-Hydroxyguanin und F2-Isoprostan.

Bei entsprechender klinischer Symptomatik können die **Karotisarterien** mittels Doppler-Sonographie überprüft werden; liegt ausgeprägte Tagesschläfrigkeit oder ein Schlafapnoe-Syndrom vor, empfiehlt sich eine Pulsoxymetrie oder unter Umständen eine Untersuchung im Schlaflabor.

Im **EEG** zeigt sich bei Alzheimer-Krankheit eine (allerdings unspezifische) Verlangsamung des Grundrhythmus.

3.4 Für die Praxis geeignete Testinstrumente

Das Assessment der kognitiven Funktion und des funktionellen Status ist wesentlicher Bestandteil der Diagnostik bei Demenzverdacht. Verschiedene validierte psychometrische und «klinikometrische» Tests eignen sich für das Screening und die Verlaufsbeobachtung in der Praxis. Einige von ihnen werden auch für die Bewertung des Therapieerfolgs in klinischen Studien regelmäßig angewendet (**Tab. 3-13**).

Zunehmende kognitive Beeinträchtigungen sind Schlüsselfaktoren einer Demenz. Entsprechende Veränderungen von Testergebnissen lassen folglich Aussagen über die Krankheitsprogression zu und eignen sich gleichzeitig gut zur Dokumentation und Therapieerfolgskontrolle.

Im Wesentlichen lassen sich folgende fünf Gruppen von Testinstrumenten unterscheiden:

- kognitive Tests

Tabelle 3-13: Aussagewert einiger wichtiger Assessment-Tests.

Test	Symptom/Domäne	Interpretation	Quelle
ADAS-cog	Kognition: Gedächtnis, Sprache, Orientierung, Aufgaben	0–70 Punkte 70 = schwere Beeinträchtigung	Patient
CIBIC+	Globale Erfassung von Verhalten, Kognition und ADL	1–7 Punkte 1, 2, 3 = Verbesserung 4 = keine Veränderung 5, 6, 7 = Verschlechterung	Arzt, basierend auf Interview mit Patient und Betreuer
MMSE	Staging der Krankheitsschwere, Domäne Kognition	0–30 Punkte 0 = schwere Beeinträchtigung	Patient
GDS	Staging der Krankheitsschwere, Domänen Kognition (Gedächtnis), Selbstversorgung, ADL	1–7 Punkte 1 = kein kognitiver Abbau 7 = schwerer kognitiver Abbau	Arzt, basierend auf Information von Patient und Betreuer

- klinisches Assessment des Schweregrades
- klinisches Assessment der Veränderung/Progression
- Assessment von Verhaltensstörungen
- funktionelle Assessment-Tests.

Zur Erfassung und Dokumentation des kognitiven und funktionellen Status in der Praxis eignen sich folgende validierte Testinstrumente: MMSE und Uhrentest (Kognition) sowie «Functional Activities Questionnaire» (FAQ, Funktion). Das Demenzstadium kann mit Hilfe von «Clinical Dementia Rating» (CDR) oder «Global Deterioration Scale» (GDS) im Anschluss an die Diagnosestellung dokumentiert werden.

Eine sehr rasche, allerdings nicht validierte Einschätzung der kognitiven Funktion wird für den Arzt durch eine kurze, individuelle Befragung des Patienten möglich. Hierbei geht es nicht um ein vollständiges Assessment, sondern um einen ersten Eindruck (**Tab. 3-14**).

MMSE

Der **Mini-Mentalstatus-Test** (*mini-mental state examination*, MMSE) ist der wohl am weitesten verbreitete schnelle Test zur Erfassung der kognitiven Funktionen in der Praxis (**Abb. 3-3**). Er ist in fünf bis zehn Minuten durchgeführt und umfasst folgende Bereiche: Orientierung, Aufnahmefähigkeit,

Der Mini-Mentalstatus-Test (MMSE)

		Punkte
Orientierung (zeitlich/räumlich)		
1. Welcher Wochentag ist heute?	___	1
2. Welches Jahr?	___	1
3. Welche Jahreszeit?	___	1
4. Welcher Monat?	___	1
5. Heutiges Datum?	___	1
6. Wo sind wir hier (Spital, Altersheim, Adresse)?	___	1
7. Auf welchem Stockwerk befinden wir uns?	___	1
8. In welcher Stadt sind wir?	___	1
9. In welchem Bundesland/Kanton?	___	1
10. In welchem Land?	___	1
Merkfähigkeit (Kurzzeitgedächtnis)		
11.–13. Sprechen Sie mir nach: «Zitrone – Schlüssel – Ball» (erster Versuch wird bepunktet; zwei Wiederholungen)	___	3
Aufmerksamkeit und Kopfrechnen		
14.–18. Ziehen Sie von der Zahl 100 7 ab, dann wieder 7 usw. (max. fünf Antworten)	___	5
Gedächtnis		
19.–21. Welche drei Wörter haben Sie mir vorhin nachgesprochen? (ein Punkt für jede korrekte Antwort)	___	3
Sprache und Textverständnis		
22. Was ist das? (Bleistift)	___	1
23. Was ist das? (Armbanduhr)	___	1
24. Sprechen Sie nach: «Bitte keine Wenn und Aber»	___	1
25. Nehmen Sie das Blatt Papier in die rechte Hand.	___	1
26. Falten Sie es in der Mitte.	___	1
27. Lassen Sie es auf den Boden fallen.	___	1
28. Lesen Sie das hier: «Schließen Sie Ihre Augen» und tun Sie es.	___	1
29. Schreiben Sie irgendeinen Satz auf dieses Blatt.	___	1
30. Zeichnen Sie diese Figur ab.	___	1
total	___	max. 30

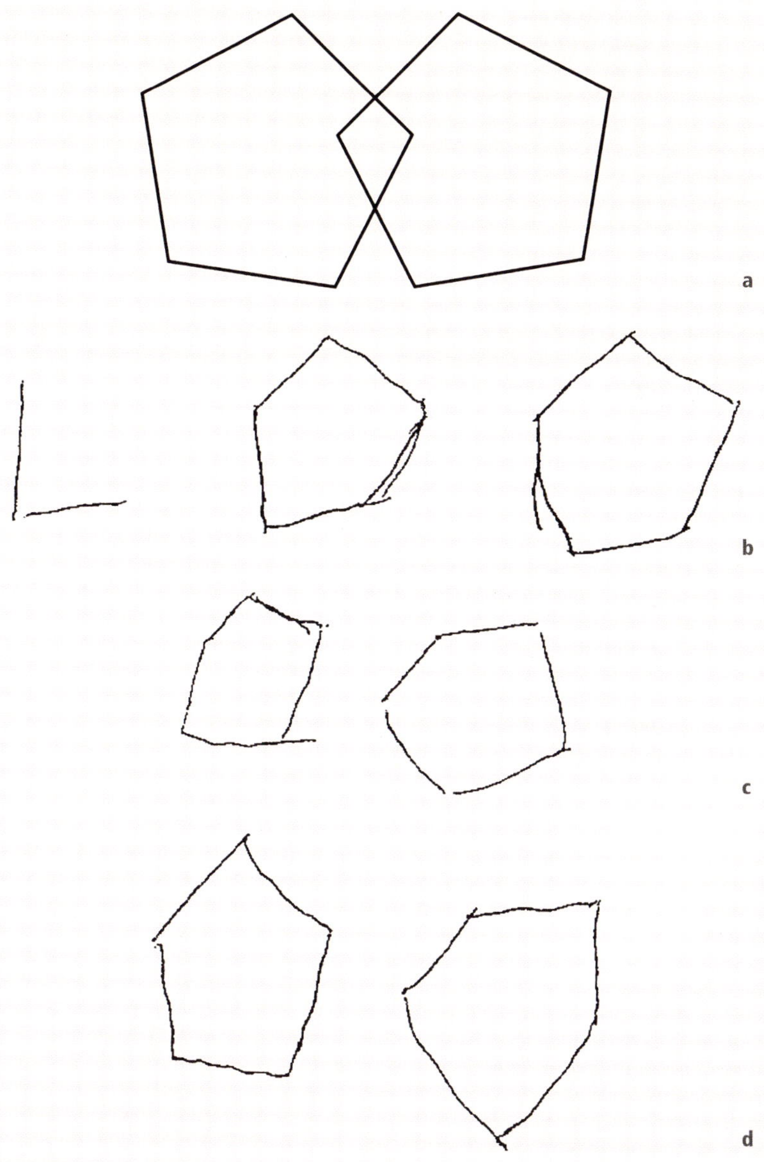

Abbildung 3-3: Zeichnung zu Frage 30 des MMSE. a) Vorlage, b) bis d) Zeichnungen einer Alzheimer-Patientin innerhalb eines halben Jahres.

Tabelle 3-14: Rasche Erfassung der kognitiven Funktion (erster Eindruck, nicht validierter Test).

1. Nachsprechen von drei bis fünf Wörtern (gibt Auskunft über Kurzzeitgedächtnis)
2. Geburtsdatum der Kinder
3. Voller Name von zwei Verwandten (Cousin oder Onkel/Tante)
4. Name des gegenwärtigen Staatspräsidenten

Tabelle 3-15: Progression und Stadien der Alzheimer-Krankheit (AD) gemäß MMSE-Wert.

Leichte AD	Mittelschwere AD	Schwere AD
MMSE > 20	MMSE 10–20	MMSE 10
Vergesslichkeit	Beeinträchtigung des Neugedächtnisses	Stark beschränkte Sprache
Probleme mit Einkaufen, Autofahren, Hobbies	Braucht Hilfe im Alltag	Verlust der Alltagsfunktionen
Depression	Herumwandern, Schlafprobleme, Wahnvorstellungen	Agitation, Inkontinenz

Aufmerksamkeit (und Rechnen), Gedächtnis und Sprache. Der Patient muss 30 kurze Fragen beantworten beziehungsweise die darin enthaltenen Aufgaben lösen.

Maximal ist eine Punktzahl von 30 zu erreichen, ein Wert über 27 gilt als normal, ein Wert von 0 bedeutet schwerste kognitive Beeinträchtigung. Werte zwischen 10 und 26 begründen den Demenzverdacht, Werte unter 10 sprechen für eine schwere Störung. Bei Patienten mit Alzheimer-Krankheit beträgt die jährliche Abnahme im MMSE durchschnittlich 3 Punkte (**Tab. 3-15**).

Uhrentest

Der **Uhrentest** ist ein sehr nützlicher schnell durchführbarer Test für das frühe kognitive Assessment eines Patienten mit Verdacht auf Alzheimer-Krankheit. Der Arzt oder die Praxisassistentin bittet den Patienten, aus dem Gedächtnis das Zifferblatt einer (analogen, nicht digitalen) Uhr mit vorgegebener Zeitangabe (zum Beispiel 14.30 Uhr) zu zeichnen. Die Genauigkeit der Wiedergabe ist ein valider Parameter des kognitiven Status. Zusammen mit dem MMSE gibt der Uhrentest bereits recht zuverlässige Auskunft über die Situation.

Die Auswertung der Zeichnung und die Interpretation der kognitiven Fähigkeiten erfolgt unter vier Gesichtspunkten, die mit jeweils einem Punkt bewertet werden:

- Hat die Uhr einen geschlossenen Kreis?
- Sind alle 12 Ziffern eingetragen?
- Sind die 12 Ziffern in der korrekten Position?
- Zeigen die beiden Zeiger tatsächlich die vorgegebene Uhrzeit an?

Es ist erfahrungsgemäß eher die Ausnahme, dass ein Patient mit Alzheimer-Krankheit beim initialen Besuch in der Praxis noch eine vollständig korrekte Uhr zeichnet. In der Regel ist ein Parameter der Zeichnung bereits auffällig respektive fehlerhaft (vgl. **Abb. 3-4**).

ADAS-cog

Hinter der Kurzbezeichnung ADAS-cog verbirgt sich die **Alzheimer's Disease Assessment Scale – cognitive subscale.** Der ADAS-cog umfasst elf Komponenten und testet folgende Bereiche: Gedächtnis, Sprache, Orientierung, praktische Fähigkeiten (leichte Aufgaben). Der Test wird für sensitiver gehalten als der MMSE. Die Spannbreite beträgt 70 Punkte – von normal (0) bis schwerste kognitive Beeinträchtigung (70). Der ADAS-cog benötigt 45

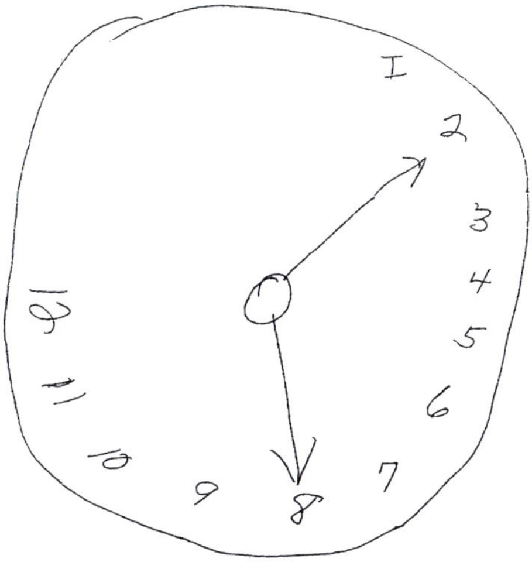

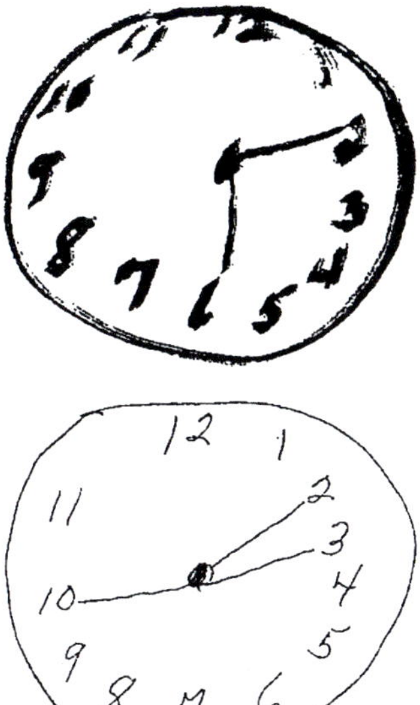

Abbildung 3-4: Uhren einer Patientien mit Alzheimer-Krankheit im beginnenden und fortgeschritteneren Stadium.

bis maximal 60 Minuten zur Durchführung. In klinischen Studien zur Bewertung von Mitteln gegen die Alzheimer-Krankheit gilt dieser Test unstreitig als Standard.

Die durchschnittliche Veränderung bei einem unbehandelten Patienten beträgt 5 bis 8 Punkte pro Jahr. Im Frühstadium ist die Veränderung gewöhnlich geringer (2 bis 3 Punkte pro Jahr), im Spätstadium größer (10 bis 12 Punkte pro Jahr). Ein Patient mit leichter bis mittelschwerer Alzheimer-Krankheit erreicht 15 bis 25 Punkte im ADAS-cog. Der Test ist geeignet zur Dokumentation von Ausgangslage und Verlauf. Auch Therapieeffekte lassen sich relativ zuverlässig damit verfolgen.

Weitere, vor allem im Rahmen der klinischen Forschung eingesetzte kognitive Tests sind Syndrom-Kurztest (SKT), Information-Concentration-Memory-Test (ICM), Mattis Dementia Rating Scale, Severe Impairment Battery (SIB).

CDR

Die **Clinical Dementia Rating Scale** (CDR) eignet sich zur Bestimmung der Schwere der Erkrankung. Die CDR kann folglich vom Zeitpunkt der klinischen Manifestation an (CDR 0,5) eingesetzt werden. Die Skala reicht von 0 (normal) über 0,5 (fragliche), 2 (mittelschwere), 3 (schwere) bis 5 (terminale Demenz). Es werden sechs kognitive Bereiche abgefragt: Gedächtnis, Orientierung, Problemlösung, Urteilsvermögen, soziale Kompetenz, Haushaltsführung sowie persönliche Pflege. Erreicht ein Patient den Wert 1,0, dann besteht gewöhnlich kein Zweifel mehr am Vorliegen einer Demenz. Bei einem Wert von 0,5 sind bereits rund 50% aller Neuronen im entorhinalen Kortex verloren – obwohl diese Patienten klinisch immer noch als «normal» gelten. Die Information für diesen Test wird durch ein strukturiertes Interview gewonnen und stammt vom Patienten sowie von dessen Betreuungsperson.

GDS

Die **Global Deterioration Scale** (GDS) liefert Informationen über den progressiven kognitiven Abbau, umfasst aber auch Verhalten und funktionelle Störungen. Die Skala reicht von 1 (= normale) über 5 (= mittelschwere) bis zu 7 (= sehr schwere Demenz).

Zu den weiteren häufig in klinischen Studien verwendeten klinikometrischen Tests zählen unter anderem: Clinician's Global Impression – Severity of Illness Scale (CGIS), Clinician's Global Impression of Change (CGIC), Clinician's Interview-Based Impression of Change (CIBIC/CIBIC+) (vgl. Tab. 3-13).

Assessment von Verhaltensstörungen

So gut wie alle Alzheimer-Patienten entwickeln im Verlauf des Krankheitsprozesses Verhaltensauffälligkeiten wie Depression, Wahnvorstellungen, Halluzinationen, Agitation. Für die Erfassung entsprechender Störungen werden in klinischen Studien die verschiedensten Testinstrumente verwendet. Die wichtigsten sind die folgenden:

- ADAS-non-cog (Alzheimer's Disease Assessment Scale – non-cogitive subscale)
- CERAD (Behavior Rating Scale for Dementia of the Consortium to Establish a Registry for Alzheimer's Disease)
- BEHAVE-AD (Behavioral Pathology in Alzheimer's Disease Scale)
- NPI (Neuropsychiatric Inventory)
- BPRS (Brief Psychiatric Rating Scale)
- CMAI (Cohen-Mansfield Agitation Inventory).

Funktionelles Assessment

Die für die Erfassung der funktionellen Leistungsfähigkeit eines Demenzpatienten nötigen Informationen stammen zumeist von deren Betreuungspersonen. Erfasst wird die Fähigkeit der Patienten, **Aktivitäten des täglichen Lebens** (ADL) zu erledigen, d.h. telefonieren, einkaufen gehen, Medikamente einnehmen, mit Geld umgehen.

Folgende Tests kommen häufig zum Einsatz:

- Progressive Deterioration Scale (PDS)
- Physical Self-Maintenance Scale (PSMS)
- Disability Assesment in Dementia (DAD)
- Functional Assessment Staging (FAST)
- Functional Activities Questionnaire (FAQ).

Tabelle 3-16: Wie viel Zeit braucht das Assessment?

Testinstrument	Zeitaufwand	Durchführbar von
Krankengeschichte (klinisch)	10–15 Minuten	Arzt
MMSE (kognitiv)	7–10 Minuten	Arzt/Assistentin
Uhrentest (visuospatial, Exekutiv-Funktion)	3–5 Minuten	Assistentin
Aktivitäten des täglichen Lebens (ADL) (funktionell; FAQ, PSMS)	10–12 Minuten	Betreuer

Eine ganze Reihe weiterer neuropsychologischer und klinikometrischer Tests kommt, je nach Fragestellung, in Klinik und Forschung zum Einsatz. Durch ihre Anwendung würde jedoch der Allgemeinmediziner überfordert. Die für ihn erforderlichen Informationen liefern die hier näher beschriebenen Tests mit begrenztem Zeitaufwand (**Tab. 3-16**) relativ zuverlässig. Die anderen gilt es zu kennen, da sie in den Ergebnissen klinischer Studien erwähnt werden, in denen die relative Wirksamkeit der geprüften Arzneien dargestellt wird (vgl. Kap. 6.1).

3.5 Differenzialdiagnose der Demenz

Die Alzheimer-Krankheit (AD) stellt zwar mit mehr als 60% der Fälle die häufigste Demenzform dar, sie ist jedoch keineswegs die einzige. Bei 15 bis 25% aller Fälle liegt eine vaskuläre Demenz (VaD) vor. Ebenfalls eine wichtige Rolle spielt mit einem Anteil bis zu 20% die Lewy-Körper-Demenz (DLB), erstmals beobachtet vom Österreicher Friederich Lewy (1885–1950). Daneben existieren eine Reihe weiterer Demenzen, die bei der Differenzialdiagnose berücksichtigt werden müssen (**Tab. 3-17**).

Tabelle 3-17: Differentialdiagnose der Demenz.

Alzheimer-Krankheit

Vaskuläre Demenz:
- Multiinfarkt-Demenz
- vaskuläre kognitive Beeinträchtigung
- Morbus Binswanger

Lewy-Body-Demenz:
- diffuse Lewy-Körper-Demenz
- Lewy-Körper-Variante der Alzheimer-Krankheit

Parkinson-Krankheit

Andere Demenz-Formen:
- Frontalhirn-Demenz
- progressive supranukleäre Paralyse
- Normaldruck-Hydrozephalus
- Demenz bei Down-Syndrom (Trisomie 21)
- Demenz bei Chorea Huntington
- infektiöse Demenzen: Creutzfeldt-Jakob-Krankheit (durch Prionen ausgelöst), Neurosyphilis, HIV-assoziierte Demenz
- Demenz infolge Alkoholabusus/Drogenabhängigkeit

Zunächst nach reversiblen Ursachen suchen

Eine Reihe anderer Erkrankungen des Gehirns sind teilweise mit einem degenerativen zerebralen Abbauprozess assoziiert und können demenzähnliche Symptome hervorrufen. Sie müssen festgestellt werden, da sie in der Regel behandelbar sind und für die Betroffenen die Chance auf Besserung besteht. Das Gleiche gilt für andere organische Beeinträchtigungen oder Stoffwechselveränderungen. Als Beispiele seien hier nur Hormonstörungen (Hypo-/Hyperthyreose), Vitaminmangel (B12, Thiamin, Folsäure), Durchblutungsstörungen (Hypoxämie), Herzinsuffizienz und Stoffwechselentgleisungen (Dehydratation, Hypoglykämie, Hepatopathie, Nephropathie) genannt.

Die Differenzierung der verschiedenen Demenzformen basiert im Wesentlichen auf drei Arten von Symptomen:

- kognitive und motorische Störungen, Persönlichkeits- und Verhaltensänderungen
- zeitliches Auftreten der Symptome
- Art und Weise des Beginns einer Demenz (langsam oder schnell, früher oder später).

Für die Differenzialdiagnose können auch die Kriterien der NINCDS-ADRDA herangezogen werden. Ein wichtiges Kriterium der Alzheimer-Demenz beispielsweise ist die Konstanz der Symptome.

Vaskuläre Demenz

Alzheimer-Krankheit (AD) und vaskuläre Demenz (VaD) haben viele Gemeinsamkeiten und treten häufig gemeinsam auf. Die Differenzierung ist nicht leicht, manchmal nicht mit letzter Gewissheit möglich. Im Gegensatz zur AD kann die VaD – früher als Multiinfarktdemenz bezeichnet – jedoch verhindert werden.

Verschiedene Aspekte erleichtern die Unterscheidung dieser beiden Demenzformen. Sie sind in **Tabelle 3-18** gegenübergestellt. Klinische Hinweise auf vaskuläre Komponenten bei Alzheimer-Demenz sind:

- abrupter Beginn
- schrittweise Verschlechterung
- fluktuierender Verlauf
- längere Plateauphasen
- Schlaganfall in Anamnese
- fokale neurologische Symptome und Zeichen

- früher Beginn der Gangstörung
- frühes Eintreten von Anfällen
- frühes Auftreten der Harninkontinenz
- ungleichmäßige kognitive Defizite.

Es besteht eine enge Beziehung zwischen Herz, Gehirn und Gefäßen. Makro- wie mikrovaskuläre Läsionen können Ursache einer VaD sein. Die Risikofaktoren der VaD bestimmen sich überwiegend durch den vaskulären und metabolischen Status (**Tab. 3-19**). Vor allem wiederholte Unterbrechungen des Blutflusses in den Hirngefäßen, zum Beispiel durch viele kleine Schlaganfälle, bereiten durch den Verlust von (ischämischem) Gewebe den Boden, auf dem sich die vaskulären zusammen mit den folgenden kognitiven Beeinträchtigungen zum Vollbild einer Demenz entwickeln können. Herzkrankheiten gelten als unabhängige Risikofaktoren sowohl für AD als auch für VaD.

Bei der Bewertung der Risikofaktoren ist das Alter der Betroffenen zu berücksichtigen. Während Diabetes beispielsweise mit zunehmendem Alter weiterhin bedeutsam bleibt, verlieren Hypertonie und Alkoholabusus offenbar an Bedeutung. Relevanter und folgenschwerer wird stattdessen im Alter das Vorhofflimmern. Die Primärprävention der vaskulären Demenz erfolgt also auf dem Wege der konsequenten Behandlung kardiovaskulärer Risikofaktoren bereits im jüngeren und mittleren Erwachsenenalter.

Das klinische Bild der VaD ist gekennzeichnet durch plötzliche Verschlechterungen der kognitiven Funktionen oder durch fluktuierende, schrittweise Progression der kognitiven Defizite. Neurologische Herdbefunde und Symptome sind häufig. Mit Hilfe bildgebender Verfahren (CT, MRT) lassen sich multiple Hirninfarkte nachweisen. Läsionen großer Gefäße in der dominanten Hemisphäre oder auch bilateral können unvermittelt eine VaD verursachen. Bilaterale thalamische Läsionen, Schlaganfälle in den assoziierten Regionen (parietal-temporal, temporo-okzipital) sowie bilaterale Schlaganfälle im Bereich der Arteria cerebri anterior sind häufig mit einer VaD assoziiert. Progressive und ausgedehnte Schädigung der kleinen Gefäße mit multiplen Lakunen bewirkt eher eine schrittweise Verschlechterung.

Die Diagnose erfolgt durch sorgfältige Erhebung der Krankengeschichte sowie durch körperliche Untersuchung und neuropsychologische Tests.

Morbus Binswanger

Der deutsche Neurologe Otto Binswanger (1852–1929) beschrieb die nach ihm benannte Krankheit als arteriosklerotisch-ischämisch bedingte Hirnschädigung. Ein Symptom dieser eng mit arterieller Hypertonie assoziierten Krankheit ist die progressive Demenz bei relativ jungen Patienten. Die pa-

Tabelle 3-18: Unterscheidungsmerkmale zwischen vaskulärer (VaD) und Alzheimer-Demenz (AD).

Merkmal	VaD	AD
Beginn	Abrupt oder allmählich	allmählich
Progression	schrittweise, fluktuierend	kontinuierlich
Gang	frühzeitige Veränderung möglich	normal bis ins Spätstadium
kardiovaskulärer Status	kardiovaskuläre Risikofaktoren vorhanden, vorausgegangener Schlaganfall oder TIA	eher unauffällig, außer bei gemischter Demenz (AD + VaD)
Neurostatus	Herdbefunde	Fokale Zeichen können fehlen
Befunde (Bildgebung)	multiple Hirninfarkte	Hirnatrophie

Tabelle 3-19: Wichtige Risikofaktoren der vaskulären Demenz.

Demografie
- Alter
- Ethnie, Rasse
- Geschlecht (Männer häufiger betroffen)
- Bildung/Erziehung

Genetik
- CADASIL (cerebral autosomal dominant arteriopathy with subcortical leukencephalopathy)
- $ApoE_4$

Atherogenese
- Hypertonie
- Rauchen, Alkoholabusus
- Hypercholesterinämie
- Vorhofflimmern

Schlaganfall
- Infarktvolumen, Infarktregion
- Infarktzahl
- stummer Infarkt
- transiente ischämische Attacken

Sonstige
- Hirnatrophie
- Ventrikelgröße (Vergrößerung = Hinweis auf Demenz)

thologischen Veränderungen findet man vornehmlich in der weißen Substanz. Das klinische Bild zeigt eine subkortikale Demenz mit Gang-Apraxie, Hyperreflexie und Persönlichkeitsveränderungen bei einem Patienten mit hohem Risiko für kardiovaskuläre Erkrankungen. Nicht selten leiden die Betroffenen auch unter obstruktiver Schlafapnoe. Die kognitiven Defizite können durch Infarkte in den relevanten Hirnregionen verursacht werden. Der Demenzverlauf bei Binswanger-Patienten schwankt. Die nicht immer stark ausgeprägten Gedächtnisverluste treten zusammen mit einer Vielzahl fokaler motorischer Beeinträchtigungen in Erscheinung.

Lewy-Körper-Krankheit

Die Lewy-Körper-Krankheit gilt mittlerweile als zweithäufigste degenerative Demenzform mit einer Häufigkeit zwischen 15 und 25% aller Fälle. Männer sind etwa doppelt so oft betroffen wie Frauen. Der Krankheitsbeginn liegt selten unter einem Alter von 55 bis 60 Jahren.

Diese Demenz ist gekennzeichnet durch die von Friederich H. Lewy 1912 beschriebenen eosinophilen, kugelförmigen Einschlüsse, die aus Neurofilament bestehen und sich im Zytoplasma von Nervenzellen im Bereich der Substantia innominata im basalen Vorderhirn befinden. Ihren Namen erhielten die Körperchen allerdings erst 1919, als Tretiakoff die gleichen Einschlüsse in der Substantia nigra fand und ihnen den Namen «corps de Lewy» gab. Lewy-Körperchen sind heute die histopathologischen Schlüsselmerkmale der Parkinson-Krankheit. In einer 1923 veröffentlichten Monographie beschreibt Lewy bedeutende geistige Störungen bei 54 von 70 Patienten mit Morbus Parkinson, ohne diesen Befund allerdings zu diskutieren. Erst Anfang der 1960er Jahre werden diese «senilen Veränderungen» den Demenzen zugeordnet. James Parkinson hatte in seinem Essay über die «Schüttellähmung» («shaking palsy») im Jahr 1817 diesen Aspekt der beeinträchtigten kognitiven Funktion übersehen.

Für die Diagnose ist der Nachweis von Lewy-Körperchen im Neokortex ausreichend. Häufigste Fundorte dieser Strukturen sind Temporallappen, Gyrus cinguli, Amygdala (Corpora amygdaloidea) und Insula (Lobus insularis).

Klinisch spricht für das Vorliegen einer Lewy-Körper-Demenz:

- Fluktuationen
- visuelle Halluzinationen
- Parkinsonismus
- Zeichen autonomer Instabilität, Stürze, Depression
- Bradykinesie

- Rigor
- sekundäre Wahnvorstellungen
- visuospatiale Defizite
- eingeschränkte Aufmerksamkeit
- generalisierte Ventrikelvergrößerung im CT/MRI bei relativem Erhalt der medialen Frontallappen-Strukturen
- stärker ausgeprägte okzipitale Defizite im SPECT
- Ansprechen auf Neuroleptika.

Der Gedächtnisausfall kann bei diesen Patienten geringer sein als bei Alzheimer-Kranken. Der Verlauf ist fluktuierend, episodisch kann extreme Verwirrung bestehen. Die Betroffenen entwickeln vielfach spontane parkinsonähnliche Symptome (Rigor stärker als Tremor), visuelle und/oder auditorische Halluzinationen, nicht selten begleitet von sekundären paranoiden Wahnvorstellungen und Störungen der Exekutivfunktionen. Posturale Instabilität und wiederholte unerklärbare Stürze prägen das Bild, ebenso wie vorübergehende Phasen von Bewusstseinstrübung, leicht zu verwechseln mit orthostatischen Synkopen. Die Krankheit endet zumeist in einer schweren Demenz.

Parkinson-Krankheit

Zwischen 25 und 40% aller Patienten mit fortgeschrittener Parkinson-Krankheit entwickeln eine Demenz. Eine Überlappung von Alzheimer- und Parkinson-Krankheit ist klinisch wie histopathologisch häufig. Die Betroffenen zeigen relativ frühzeitig Beeinträchtigungen des Wortgedächtnisses und der Exekutivfunktionen. Visuospatiale Defizite und die Unfähigkeit, irrelevante Stimuli zu unterdrücken, werden ebenfalls beobachtet. Auffällig ist zuweilen auch eine Verlangsamung des Denkens (Bradyphrenie) und der Psychomotorik. Apathie und Depression vervollständigen das Bild. Die Entwicklung einer Demenz bei Parkinson-Patienten ist mit einer deutlich erhöhten Mortalität assoziiert.

Frontotemporale Demenz

Die frontotemporale Demenz ist ebenfalls eine relativ häufige degenerative Demenz. Die für die Alzheimer-Krankheit charakteristischen neuropathologischen Veränderungen fehlen hier in der Regel. Die Erkrankung wurde lange Zeit als präsenile Demenz eingestuft, da sich die ersten Symptome im Alter zwischen 50 und 60 Jahren bemerkbar machen können. Entsprechend der Lokalisation und Charakteristik des beginnenden pathologischen Prozesses werden heute vier Subtypen unterschieden: frontotemporale Demenz, primär progressive Aphasie, semantische Demenz und kortikobasal-ganglionische Degeneration (hier können Frontal- und Scheitellappen involviert sein).

Was heute als Frontallappen-Demenz bezeichnet wird, wurde bis vor kurzem noch Pick-Syndrom genannt, wobei Verhaltensauffälligkeiten dem Gedächtnisverlust vorausgehen. Da man in nur etwa einem Viertel aller Fälle post mortem die charakteristischen Pick-Körper (argyrophile Einschlüsse in Nervenzellen) fand, wurde der Name geändert. Aus klinischer Sicht sollten deshalb die Termini Frontallappen-Demenz oder besser Frontalhirn-Demenz verwendet werden.

Die Angaben zur Prävalenz der Frontalhirn-Demenz sind unterschiedlich. 15 bis 20% aller Fälle degenerativer Demenz können wahrscheinlich der Frontallappen-Demenz zugeschrieben werden. Die Krankheit beginnt im Alter zwischen 35 und 75 Jahren schleichend, betrifft beide Geschlechter gleichermaßen, und der Verlauf ist langsam progressiv.

Das klassische Pick-Syndrom wurde von Arnold Pick 1892 beschrieben. Initialsymptome sind Organisations-, Planungs- und Sprechprobleme (Logorrhö, Echolalie, Palilalie) sowie verbale Stereotypien. Enthemmtes Verhalten kann ebenfalls gegeben sein.

Die primär progressive Aphasie, erstmals 1982 von Marsel Mesulam beschrieben, nimmt ihren Anfang in der linken Hirnhälfte und beeinträchtigt zu Beginn die Wortfindung und den Sprachfluss. Erst nach Jahren verschlechtern sich weitere kognitive Funktionen, wobei das Sprachproblem bestimmend bleibt.

Patienten mit pathologischen Veränderungen in der rechten Hemisphäre tendieren zu frühzeitigen, plötzlichen Persönlichkeitsstörungen, oft zu verwechseln mit Psychosen/Schizophrenie.

Eine weitere Variante ist charakterisiert durch initiale Beeinträchtigung beider Frontallappen. Progressive subkortikale Gliosis ist dabei ein zwar seltener, doch typischer neuropathologischer Befund. Die Krankheit tritt familiär gehäuft auf und kann unregelmäßig autosomal-dominant oder rezessiv vererbt werden, aber auch sporadisch auftreten. Probleme mit Organisation und Planung stehen am Anfang, gefolgt von Wortfindungsstörungen und Verhaltensänderungen.

In **Tabelle 3-20** sind einige diagnostische Charakteristika der Frontalhirn-Demenz aufgelistet, die die Differenzialdiagnose der Alzheimer-Krankheit erleichtern.

Progressive supranukleäre Paralyse

Zur Demenz kommt es bei rund 60 bis 80% aller Patienten mit progressiver supranukleärer Paralyse (PSP), obwohl der demenzielle Prozess nicht zwingend Bestandteil des Syndroms ist, welches Parkinsonismus und Ophthalmoparese umfasst. Frontallappen-Defizite sind häufig.

Tabelle 3-20: Diagnostische Charakteristika der Frontalhirn-Demenz (FTD) in Abgrenzung zur Alzheimer-Demenz (AD).

Merkmal/Aspekt	FTD	AD
Gedächtnis	initial nicht beeinträchtigt	Erstsymptom
Sprache/Sprechen	initial beeinträchtigt	Beeinträchtigung später
Verhalten/Persönlichkeit (Enthemmung, Aggression)	initial verändert	Veränderung später
Orientierung	initial erhalten	initial beeinträchtigt
Demenzbeginn	präsenil	Prävalenz altersabhängig

PSP wurde erstmals im Jahr 1964 beschrieben. Als klinische Merkmale werden Haltungsinstabilität, beeinträchtigte kognitive und Exekutivfunktionen, akinetischer Rigor, Dysarthrie, Dysphagie oder pseudobulbäre Lähmung berichtet. Untypisch ist ein Beginn vor dem 50. und nach dem 75. Lebensjahr.

Alzheimer-Demenz bei Trisomie 21

Personen mit Trisomie 21 entwickeln mit hoher Wahrscheinlichkeit nach Erreichen des 30. Lebensjahres eine Demenz vom Alzheimer-Typ. Diese Beobachtung wird erklärt mit der Lokalisation des Gens für das Amyloidvorläuferprotein (APP) auf Chromosom 21q. Dieses Chromosom ist bekanntlich bei Patienten mit Trisomie 21 überzählig.

Demenz bei Chorea Huntington

Chorea Huntington ist eine autosomal-dominante neurologische Erbkrankheit. Die klinischen Hauptmerkmale sind abnormale Bewegungen und neuropsychiatrische Auffälligkeiten wie Wahnvorstellungen, Depression und Manie. Später kann eine hochgradige Demenz das Bild vervollständigen. Die Symptomatik beinhaltet kognitive Probleme mit Aufmerksamkeitsstörungen, Konzentrations- und Gedächtnisschwäche. Auch die Exekutivfunktionen sind gewöhnlich beeinträchtigt. Infolge der motorischen Behinderung ist die Gefahr der Dysarthrie gegeben. Anders als die Alzheimer-Krankheit, wo Fakten vergessen werden, betrifft die Demenz bei Chorea Huntington vornehmlich das prozedurale Gedächtnis. Der genetische Defekt besteht in einer Genmutation auf Chromosom 4.

Normaldruck-Hydrozephalus

Patienten mit Normaldruck-Hydrozephalus (Hydrocephalus normotensivus malresorptivus) zeigen üblicherweise die Symptomen-Trias Gedächtnisverlust, Gangstörung (Ataxie und Apraxie) sowie Harninkontinenz. Die Veränderungen des Mentalstatus bzw. die neurologischen Dysfunktionen sind auf eine Liquorzirkulationsstörung zurückzuführen mit nachfolgender Ausweitung des lateralen Ventrikels infolge intrakranieller Drucksteigerung. Diese Ventrikelvergrößerung überdehnt Axone im Bereich des Frontallappens, was sowohl kognitive Funktionen als auch die Blasenkontrolle beeinflusst.

Die Demenz ist in der Regel reversibel, solange der MMSE mindestens 18 Punkte beträgt. Das bedeutet: Die Krankheit muss erkannt und so früh wie möglich behandelt werden. Die Therapie besteht aus Entlastung durch Liquorableitung mittels ventrikuloperitonealen Shunts. Das erste Symptom, das sich nach diesem Eingriff bessert, ist die Gangstörung.

Das Problem in der Praxis besteht darin, dass jeder der drei Aspekte der Symptomen-Trias bei älteren Menschen häufig vorkommt. Besondere Aufmerksamkeit sollte deshalb der Gangstörung gewidmet werden, da sie in der Regel am ehesten auffällt. Kleine, kurze Schritte, Schwierigkeiten beim Umdrehen sowie unsicheres Auftreten kennzeichnen den Gang der Betroffenen (kein Schaufelgang wie bei der Parkinson-Krankheit). Die Patienten haben das Gefühl, die Füße kleben am Boden (wie ein Magnet). Hyperreflexie der Beine kann auftreten, ebenso Rigidität und Spastizität. Die kognitiven Symptome sind zumeist leicht und beinhalten psychomotorische Verlangsamung, Konzentrationsschwäche und leichten Gedächtnisverlust. Aphasie, Apraxie und Agnosie – für Alzheimer-Krankheit typische Symptome – sind bei Normaldruck-Hydrozephalus ausgesprochen selten. Das Gleiche gilt für Psychosen.

Im Computertomogramm wird besonders die Ventrikelvergrößerung sichtbar **(Abb. 3-5)**. Die kortikale Atrophie ist in der Regel weniger stark ausgeprägt, ebenso verhält es sich bei Läsionen der weißen Substanz. Die Diagnose wird zusätzlich gesichert durch Radioisotopen-Zisternographie. Hierbei werden Isotope translumbal in den Subarachnoidalraum injiziert. Serielle Aufnahmen geben während eines Zeitraums von 72 Stunden Auskunft über Zirkulation und Resorption des Liquors innerhalb des ventrikulären Systems.

Demenz bei Creutzfeldt-Jakob-Krankheit (CJK)

1921 wurde von den deutschen Neurologen Alfons Jakob (1884–1931) und Hans G. Creutzfeldt (1885–1964) das prionenbedingte Syndrom einer spastischen Pseudosklerose und kortikostriatospinalen Degeneration beschrieben. CJK stellt eine seltene Erkrankung des zentralen Nervensystems mit progressiver Demenz dar. Die Krankheit beginnt gewöhnlich in der sechsten oder siebenten Lebensdekade. Häufige Symptome sind Reizbarkeit und ungewöhnliche somatische Empfindungen. Das EEG zeigt charakteristische Veränderungen (periodische Entladungen von 1 bis 2 Hertz). Einige familiäre Formen mit Ataxie als Hauptmerkmal wurden festgestellt (Gerstmann-

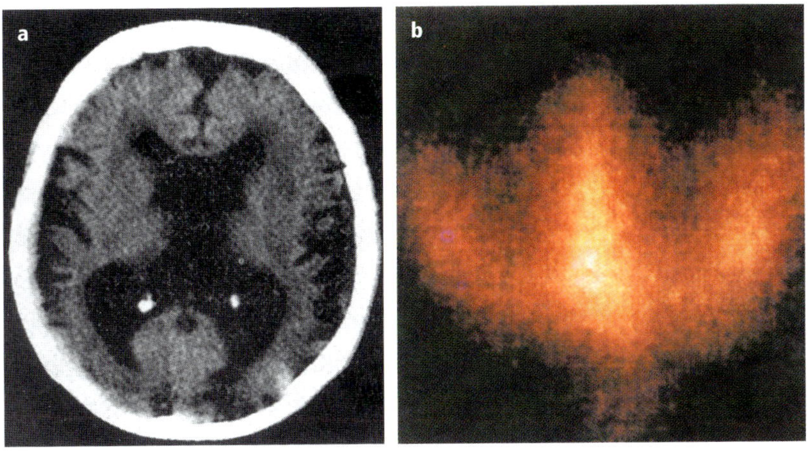

Abbildung 3-5: a) CT einer 65-Jährigen mit fortschreitender Demenz, Gangapraxie, Ataxie und Urininkontinenz. Ausgeprägte Dilatation der Seitenventrikel und des dritten Ventrikel. b) Radioisotopen-Zisternographie derselben Patientin: Das Radioisotop reichert sich im dritten und vierten Ventrikel sowie in den dilatierten Seitenventrikeln an. Der klinische und radiologische Befund spricht für einen Normaldruck-Hydrozephalus.

Straussler-Scheinker-Syndrom). Im Liquor der Betroffenen lassen sich abnormale Proteinfraktionen nachweisen. Deren Aminosäurensequenz stimmt mit einem Hirneiweißstoff überein, der unter der Bezeichnung 14–3-3 bekannt ist. Dieses Protein kann mittels Radioimmunoassays mit relativ guter Sensitivität und Spezifität nachgewiesen werden.

Die klassische Trias von Demenz, Myoklonus und besagten EEG-Entladungen ist für die Diagnose richtungsweisend. Die kognitive Beeinträchtigung geht einher mit einer ausgeprägten visuellen Dysfunktion infolge Einbezugs höherer Sehfunktionen (Heidenhain-Variante). Die Progressionsrate der Demenz bei CJS unterscheidet sich von allen anderen Demenzformen. Die Verschlechterung erfolgt bei den Betroffenen sehr viel schneller, von Monat zu Monat werden die Defizite sichtbarer. Die meisten Patienten sind sechs Monate nach Diagnosestellung bereits akinetisch und versterben innerhalb eines Jahres.

Infektiöse Demenzen

Verantwortlich für die Immunschwächekrankheit AIDS ist das humane Immundefizienz-Virus (HIV). Bei dieser Erkrankung werden auch verschiedene neuropsychiatrische Manifestationen beobachtet. Dazu zählen Desorientierung, Verwirrung, Depression, Gedächtnisstörung und Agitation. Psychomotorische Verlangsamung und fokale neurologische Zeichen sind bei HIV-assoziierter Demenz charakteristisch. Ebenfalls mit Immunschwäche assoziiert ist ein weiteres Symptom für Demenz, die progressive multifokale Leukenzephalopathie.

Gedächtnisprobleme und weitere Demenzsymptome können auch im Zusammenhang mit anderen subakuten oder chronischen Infektionskrankheiten auftreten. Darunter fallen chronische mykotisch bedingte Meningitis, virale Enzephalitis, Creutzfeldt-Jakob-Krankheit (siehe dort), Neurosyphilis und tuberkulöse Meningitis.

Die Demenz bei Neurolues tritt gewöhnlich 15 bis 30 Jahre nach Erstinfektion bzw. Exposition auf. Im Vordergrund stehen als charakteristische Symptome Verhaltensstörungen inklusive Wahnideen, Affektlabilität, Halluzinationen und Manie.

Demenz als Folge von Alkoholabusus und Drogenmissbrauch

Bei einigen Patienten entwickelt sich ein demenzieller Prozess aufgrund der Schäden, die durch chronischen Alkoholabusus auftreten. Die Frage nach den Trinkgewohnheiten ist bei jedem Patienten mit Vergesslichkeit obligatorisch. Bei Wernicke-Korsakow-Syndrom steht die Demenz klar im Zusammenhang mit Alkoholismus und Ernährungsmangel.

Heroinabhängige, die aufgrund einer Überdosis im Koma liegen, können in der Folge eine Demenz entwickeln. Ebenfalls bleibende Hirnschädigungen werden durch Nebenwirkungen von Crack, Kokain und verschiedenen Halluzinogenen verursacht.

4 Fallbeispiele

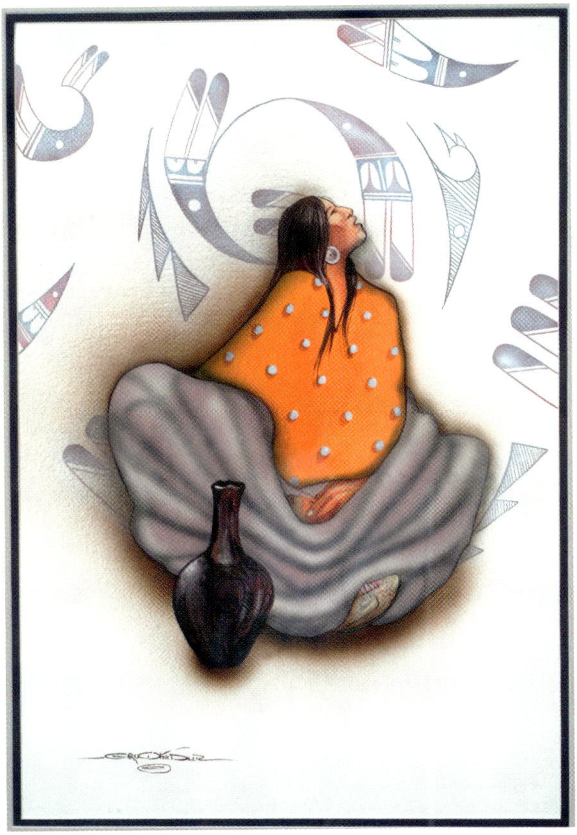

Abbildung 4-1: «Thoughts Flowing» ist der Originaltitel dieses zeitgenössischen Gemäldes des Amerikaners indianischer Abstammung Gary White Deer. Die Darstellung repräsentiert die Empfindungen und den Geisteszustand, wie er von Alzheimer-Kranken häufig beschrieben wird (im Besitz von Brigitte und Ralph W. Richter).

4.1 Der gewöhnliche Fall: beginnende Alzheimer-Krankheit

Frau B., 68 Jahre alt, leicht übergewichtig, erscheint mit ihrem Ehemann S. auf dessen Initiative in der Praxis. Der Ehemann ist besorgt wegen der seit einigen Monaten erkennbaren Vergesslichkeit seiner Frau, die auch den Haushalt nicht so akkurat führt wie früher. Anders als sonst sind die Mahlzeiten nicht mehr zur gewohnten Zeit fertig, dem Salat fehlt das Dressing, die Kartoffeln kommen geschält, aber ungekocht auf den Tisch. Auch hat sie, wie der Ehemann erklärt, nicht mehr das Haushaltsgeld unter Kontrolle. Frau B. selber jedoch kann keinerlei Probleme erkennen und glaubt, es sei alles in Ordnung mit ihr.

Erster Eindruck: Richtungsweisend bei dieser Erstkonsultation ist die unterschiedliche Einschätzung der Situation. Die beiden Ehepartner geben verschiedene Versionen ab über das, was mit Frau B. nicht «stimmt». Für den Arzt stellt sich jetzt die Frage, wem er glauben soll. Der nächste Schritt ist folglich die Fremdanamnese, das heißt die Befragung des Ehemanns allein. Hier erfährt der Arzt dann die nötigen Details, die den Verdacht auf eine mögliche Alzheimer-Krankheit verstärken: Die Namen der Enkelkinder werden verwechselt, beim Autofahren findet sie den Weg zurück nach Hause nicht, sie macht keine Handarbeiten (stricken, häkeln) mehr, sie redet nur von «Dingen», Rechnungen werden zweimal bezahlt, sie kauft die falschen Waren ein, die Frau sei psychisch «irgendwie verändert».

Der Arzt entscheidet sich für die Durchführung der ersten **Tests,** um seinen Eindruck bestätigt zu bekommen. Das Resultat:

- MMSE: 18 Punkte von 30 (gleichbedeutend mit einem gewissen Grad an kognitiver Beeinträchtigung)
- Uhrentest: 2 Punkte von 4 (Ziffern und Zeiger falsch eingesetzt)
- Geriatric Depression Scale: 2 Punkte von 15 (6 bis 9 Punkte ließen auf eine leichte Depression schließen, mehr als 9 Punkte gelten als Zeichen für Depression)
- PSMS: keine Defizite erkennbar, Patientin kann noch ohne Hilfe für sich selber sorgen.

Die weiteren **medizinischen/neurologischen Untersuchungen** waren unauffällig; keine fokalen oder extrapyramidalen Zeichen, keine Gangstörung. Frau B. zeigte keine gesundheitliche Beeinträchtigung, abgesehen von einem leicht erhöhten Blutdruck seit etwa acht Jahren, der mit einem ACE-Hemmer eingestellt und gut kontrolliert war (Blutdruck im Stehen gemessen 140/80 mmHg). Für die sporadischen Hüftgelenkschmerzen nahm die Patientin gelegentlich (ein- bis zweimal pro Woche) ein nichtsteroidales Antiphlogistikum ein. Die Laboranalyse war ohne Befund, alle Werte im Referenzbereich. Das MRT ergab eine leichte symmetrische Ventrikelvergrößerung. Die mäßige kortikale Atrophie wurde als altersentsprechend gewertet.

Sozial- und Familienanamnese waren insgesamt unauffällig; der Vater hatte «Herzprobleme». Hinweise auf Gedächtnisprobleme ergaben sich nur durch einen im Pflegeheim an «Senilität» verstorbenen Onkel.

Ergebnis: beginnende Alzheimer-Krankheit.

Therapie: Einsatz eines Azetylcholinesterase-Hemmers; Gedächtnistraining und andere Stimulationsmaßnahmen empfohlen.

4.2 Der seltene Fall: Demenz vom Binswanger-Typ

Herr S., 47 Jahre alt, leicht übergewichtig, erscheint in der Praxis, nachdem er eine Veränderung seiner Sprache bemerkt hat: Er spricht undeutlich und hat außerdem neuerdings Probleme, sich bestimmte Dinge zu merken und im Gespräch die passenden Worte zu finden. Die Hand-Augen-Koordination ist beeinträchtigt, die Fokussierung der Augen erschwert. Die Anamnese ergibt als wichtigste Befunde eine seit fünf Jahren bestehende, schlecht kontrollierte Hypertonie sowie eine Depression, die mit Venlafaxin gut behandelbar scheint. Außerdem berichtet Herr S. über exzessive Tagesmüdigkeit mit häufigen Nickerchen und lautem Schnarchen.

Untersuchung: Die körperliche, neurologische und Laboruntersuchung ergeben keine besonderen Auffälligkeiten; die kardiovaskuläre Abklärung ist weitgehend ohne Befund, mit Ausnahme der Hypertonie (aktueller Blutdruck 240/140 mmHg). Im Schlaflabor wird eine schwere obstruktive Schlafapnoe mit bis zu 73 Apnoe-Episoden pro Stunde sowie schwerer Sauerstoff-Desaturierung (68%) festgestellt. Das MRI des Gehirns zeigt beträchtliche periventrikuläre und zerebelläre Veränderungen der weißen Hirnsubstanz sowie multiple lakunäre Infarzierungen im Thalamusgebiet **(Abb. 4-2)**. Im EEG wird eine generelle Verlangsamung sichtbar, linkshemisphärisch betont.

Diagnose: Verdacht auf Demenz vom Binswanger-Typ.

Die **Therapie** beinhaltete Einstellung der Hypertonie mit drei verschiedenen Antihypertensiva sowie Sicherstellung der nächtlichen Sauerstoffversorgung durch erfolgreiche Behandlung der Schlafapnoe mit CPAP (continuous positive airway pressure). Sechs Monate nach der Entlassung aus dem Krankenhaus war der Blutdruck gut kontrolliert und der neuropsychiatrische Zustand des Patienten stabil.

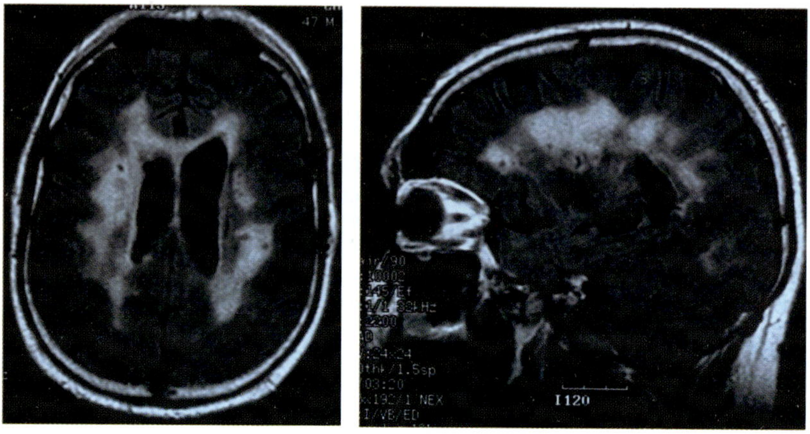

Abbildung 4-2: Das MRI des Patienten zeigt ein abnorm starkes Signal in der periventrikulären weißen Substanz.

Ergebnis: Morbus Binswanger stellt eine seltene Form der vaskulären Demenz dar, assoziiert mit schwerer Hypertonie und, wie dieser Fall zeigt, auch mit obstruktivem Schlafapnoe-Syndrom. Identifizierung und adäquate Therapie beider Risikofaktoren führten bei Herrn S. zur Besserung der Demenzsymptome, die den Patienten in die Praxis geführt hatten.

4.3 Der ungewöhnliche Fall: Lewy-Körper-Krankheit

Frau L., 68 Jahre alt, ist seit etwa sechs Jahren depressiv. Sie fühlt sich schwach und ausgesprochen krank, was vom behandelnden Arzt nicht ernst genommen wird. Sie kommt in die Praxis wegen zunehmender fluktuierender Symptome von Verwirrung, Frustration und Streitbarkeit. Während sie zeitweise geistig klar ist und sich normal verhält, hat sie Phasen, in denen sie das Essen verweigert und nur im Bett liegt. Im weiteren Verlauf entwickelt die Patientin fluktuierende Parkinsonsymptome mit Rigor und orthostatischer Hypotonie.

Kognitives Assessment und Bildgebung: Im MMSE erreicht Frau L. 26 von 30 Punkten. CT und MRI negativ.

Die **Therapie**, bestehend aus Antidepressivum und Anti-Parkinsonmedikation, ist ohne Erfolg.

Verdachtsdiagnose: Lewy-Körper-Demenz, langjährig überlagert von chronischer Depressivität.

Gut ein Jahr vor ihrem Tod stellen sich bei der Patientin (mittlerweile im Pflegeheim untergebracht) gelegentliche visuelle Halluzinationen ein. Frau

L. wird immobil mit generalisierter Muskel-Rigidität. Ihre Sprachfähigkeit beschränkt sich auf wenige Worte wie «hilf mir, hilf mir». Sie verstirbt schließlich an einer Pneumonie.

Pathologie: Der neuropathologische Befund bestätigt das Vorliegen einer Lewy-Körper-Krankheit.

Der Fall dieser Patientin zeigt die Schwierigkeit der Unterscheidung von prägnanten neuropsychiatrischen Symptomen und manifester Demenzkrankheit. Richtungsweisend wäre unter anderem die übergangene Aussage der Patientin gewesen, dass sie sich ausgesprochen krank fühlte. CT und MRI waren negativ; PET hätte möglicherweise die Diagnose bestätigt.

4.4 Der schwierige Fall: Demenz bei Creutzfeldt-Jakob-Krankheit

Frau F., 70 Jahre alt, kommt mit rasch progredienten Symptomen einer Demenz in die Praxis. Sie klagt über signifikante kognitive Probleme, die seit drei Monaten bestehen, immer stärker werden und mit Konzentrationsschwierigkeiten, Vergesslichkeit und Schlaflosigkeit anfingen. Sie bleibt schließlich nächtelang auf (fatale Insomnie) und vergisst zu essen.

Erste Untersuchung: Im MMSE erreicht die Patientin 21 von maximal 30 Punkten. Speziell die Wortwiederholung ist stark beeinträchtigt. Auch gelingt es Frau F. nicht, die sich überschneidenden Fünfecke zu zeichnen und einen Satz zu schreiben.

Verdachtsdiagnose: Demenz. CT und MRI werden angeordnet. Die Aufnahmen zeigen keine auffälligen Veränderungen.

Im weiteren kurzfristigen Verlauf verschlechtert sich der Zustand der Patientin rapide. Sie entwickelt akinetischen Mutismus sowie Tremor im Bereich von Mund und Armen.

Zweite Untersuchung: gesteigerter Muskeltonus, der sich von den Armen auf Beine und Hals ausweitet. Markante, intermittierende Muskelzuckungen werden beobachtet. Kurze bilaterale Greifreflexe vorhanden; ausgeprägte Schreckhaftigkeit. Das EEG erweist sich als stark abnormal **(Abb. 4-3)**. Auch das SPECT ergibt stark abnormale Befunde **(Abb. 4-4, 4-5)**. Ein Radioimmunassay des Liquors zeigt erhöhte Spiegel für Fragmente des Hirneiweißstoffes 14-3-3, einem relativ spezifischen Marker für Prionkrankheiten. Die Prionkrankheit ist somit bestätigt.

Diagnose: Demenz bei sporadischer Creutzfeldt-Jakob-Krankheit.

Keine Therapie möglich. Patientin verstirbt wenige Tage später.

a

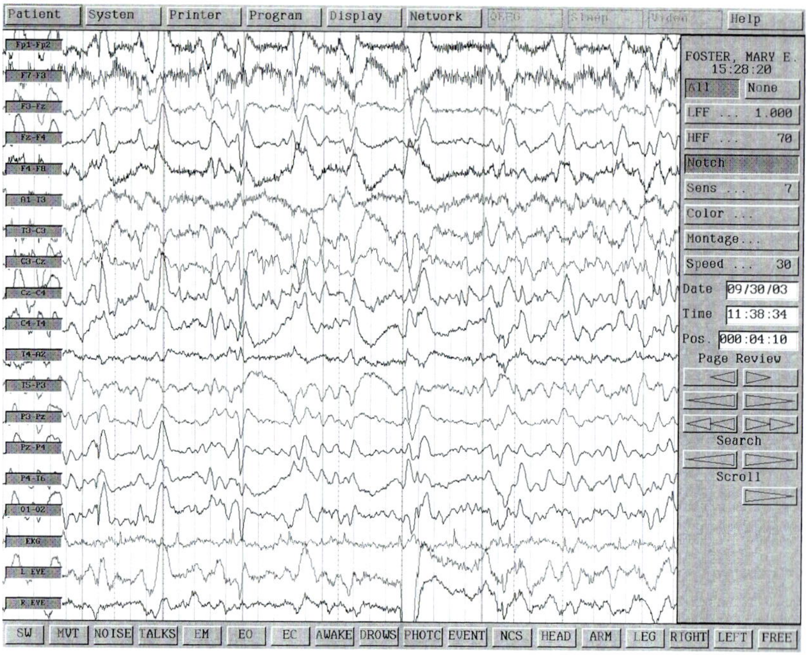

b

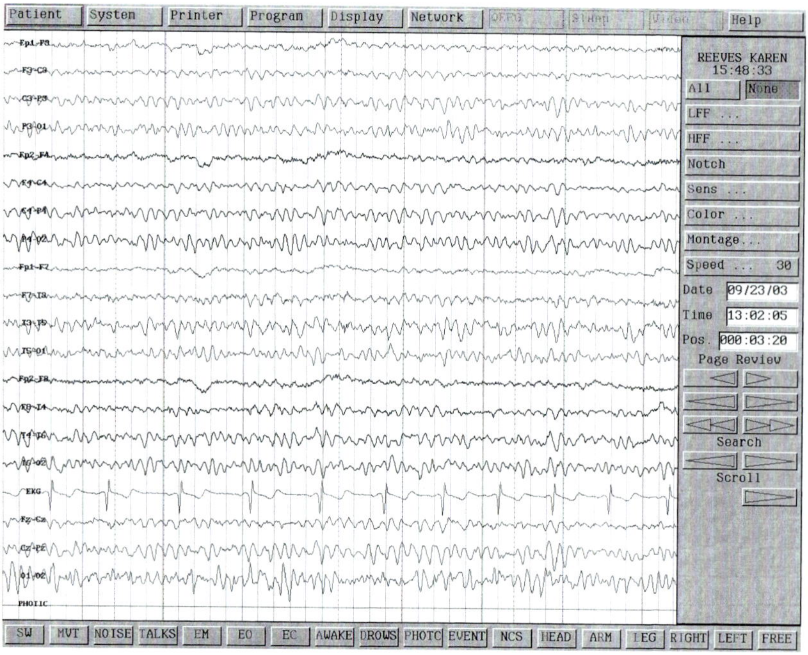

Abbildung 4-3: a) Stark ausgeprägte generalisierte periodische EEG-Komplexe bei der Patientin. b) Zum Vergleich normales, unauffälliges EEG (EEG: R. W. Richter).

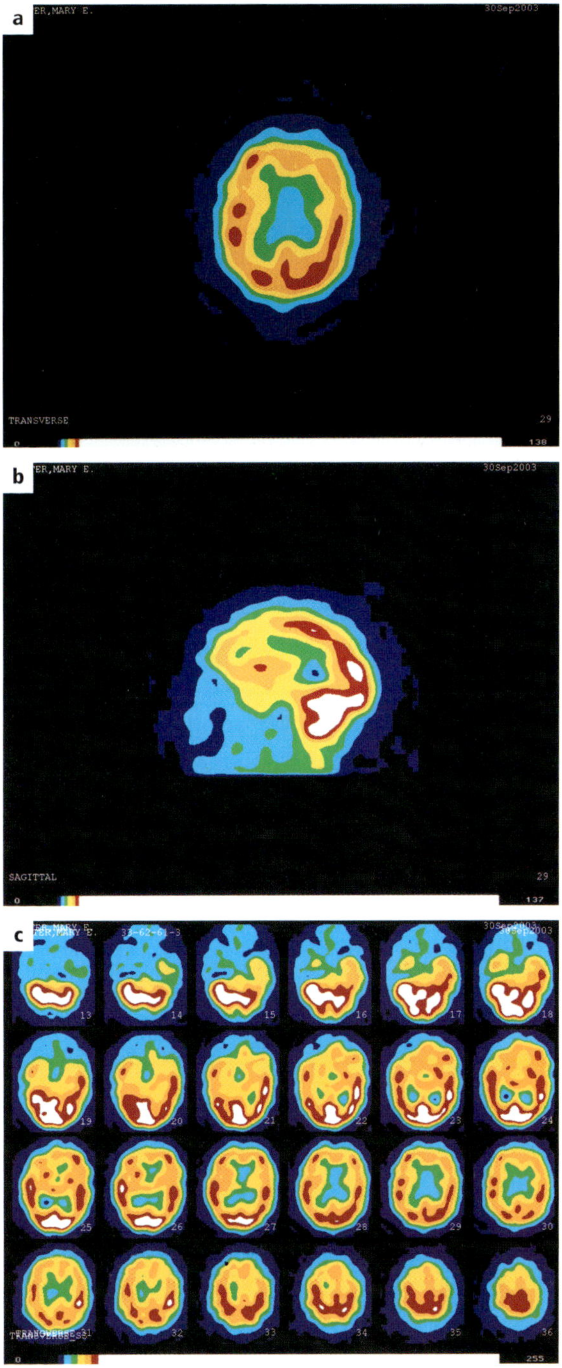

Abbildung 4-4: SPECT-Aufnahme der Patientin im Detail. a) transversal, b) sagittal, c) SPECT-Serie der Patientin. Die SPECT-Aufnahmen zeigen eine stark verringerte Aufnahme des Radioisotops Technetium (10.8 mCI, i. v.) in den Regionen Frontallappen, Temporallappen und in Anteilen des temporoparietalen Übergangs (gelb = reduzierte Aufnahme; rot = normale Aufnahme, weiß = gesteigerte Aufnahme des Radioisotops).

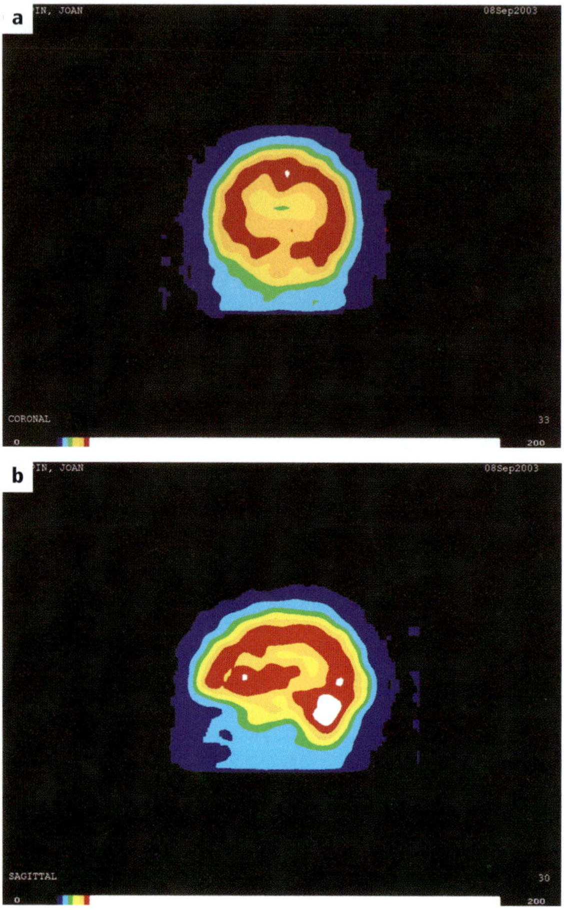

Abbildung 4-5: Zum Vergleich SPECT-Normalbefund bei nicht-dementer Person im gleichen Alter wie Patientin a) koronal, b) sagittal (SPECT-Aufnahmen: R. W. Richter, St. John Medical Center, Radiology, Tulsa/Oklahoma).

5 Krankheitsmanagement durch den Hausarzt

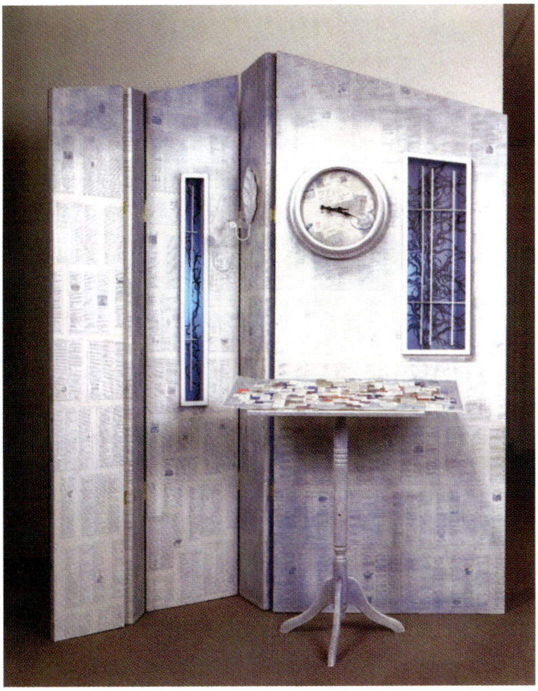

Abbildung 5-1: Molly Van Nice: «Wakings» (2002–2003). Wenn sie Nacht für Nacht frühmorgens aufwacht, kramt die Künstlerin in ihren Erinnerungen, hält sie auf kleinen Zettelchen fest und verteilt sie patchworkartig auf einer Doppelseite Papier. Allmorgendlich kurz nach drei Uhr fallen die Gedanken über sie her. Molly Van Nice erinnert sich daran, wie zerstört sie war an dem Tag, als sie von ihrer schweren Krankheit erfuhr (Copyright: M. Van Nice; Reproduktion mit freundlicher Genehmigung).

Die Behandlung und Begleitung von Alzheimer-Kranken ist eine anspruchsvolle, aber auch dankbare Aufgabe, die weit über routinemäßige sporadische Praxisbesuche und Konsultationen hinausgeht. Das **Krankheitsmanagement** bei Alzheimer-Demenz umfasst alle Aspekte der langzeitigen Betreuung, Beratung, Aufklärung, Planung und Koordination und bezieht sich auf den Patienten, die Betreuungsperson, die Familienangehörigen, das Behandlungsteam, das institutionelle Pflegepersonal, Sozialarbeiter und vieles mehr (Empfehlungen für das Management siehe Kasten).

Empfehlungen für das Krankheits-Management

Assessment

Folgende Funktionen/Fähigkeiten sollten getestet und dokumentiert werden:

- kognitive Funktion (MMSE)
- Alltagskompetenz (Essen/Kochen, Einkaufen, persönliche Hygiene, Kleidung, Kontinenz, Toilettengang)
- Exekutiv-Funktionen (Planen, Organisieren, Umgang mit Finanzen, Entscheidungen)
- Verhaltensauffälligkeiten (Persönlichkeitsveränderungen, Stimmung, Psychosen)
- Medizinischer/Allgemeinzustand (Vigilanz, Ernährung, Gang).

Einbezug von Betreuer, Familie, gesetzlichem Vertreter/bestelltem Vormund, Sozialarbeiter.

Themen, die angesprochen werden müssen:

- Prognose, Krankheitsverlauf
- Betreuung, Pflegeplanung, Aufgabenverteilung
- Beruf, Arbeitsplatz, Weiterbeschäftigung, Pensionierung
- Autofahren und andere Sicherheitsaspekte
- rechtliche, finanzielle, pflegerische Langzeitplanung (Versicherungen, Finanzen, Rente, Tagespflege, betreutes Wohnen, Ferienvertretung, Pflegeheim, Testament, Patientenverfügung)
- Umgebungsgestaltung/Sicherheitsmaßnahmen
- Notfallsituationen, Umgang mit Gefahren
- Maßnahmen am Lebensende, künstliche Ernährung, Flüssigkeitsersatz, lebensverlängernde Therapien

Ein Arzt, der diese Aufgabe nicht auf sich nehmen will, sollte das gleich zu Beginn mitteilen und gar nicht erst in das Management «einsteigen». Der Alzheimer-Patient benötigt zusammen mit seiner Betreuungsperson ein stabiles, zuverlässiges und vertrautes Netz von kompetenten und erreichbaren Bezugspersonen.

Die wichtigste Empfehlung für einen Arzt, der Alzheimer-Patienten erfolgreich behandeln möchte, lässt sich in zwei Worten zusammenfassen: (umfassende) Information und (ständige) Verfügbarkeit.

Therapie

Therapieplan entwickeln, Therapieziele gemeinsam definieren

- Wahl der medikamentösen Therapie, Erfolgskontrolle
- adäquate medizinische Behandlung der Komorbiditäten
- periodische Überprüfung der Medikation
- Augen-, Gehör-, zahnärztliche und andere Kontrollen einplanen
- strukturierte Aktivitäten einplanen (körperliche Bewegung, Gedächtnistraining, soziale Aktivität); Mobilität erhalten
- adäquate Behandlung von Verhaltensproblemen und Stimmungsschwankungen (z. B. Depression, Angst)
- adäquate Schmerztherapie, sofern erforderlich
- Essfähigkeit und Nahrungsaufnahme überwachen, Gewichtskontrolle, Nutrition/Malnutrition kontrollieren

Unterstützung von Betreuer und Familie

- Diagnose besprechen und Natur und Verlauf der Krankheit erklären
- schriftliches Informationsmaterial über die Krankheit und wichtige Anlaufstellen ausgeben; auf lokale Hilfsorganisationen und Selbsthilfegruppen/Alzheimer Vereinigungen hinweisen; Kontakt zu sozialen Einrichtungen vermitteln

Monitoring/Überwachung

- jede einzelne Maßnahme gut dokumentieren; den Patienten regelmäßig einbestellen und gründlich medizinisch betreuen
- Betreuungsperson beobachten und regelmäßig nach allfälliger Überlastung und Problemen befragen (Depression, Einsamkeit, Erschöpfung); Grenzen der Belastbarkeit erkennen
- Empfehlungen für soziale Kontakt oder Ferienmöglichkeiten (z. B. Alzheimer-Ferien, wie sie in Zürich für Patienten und Angehörige angeboten und durchgeführt werden)

5.1 Die Langzeitbetreuung von Alzheimer-Patienten

Patienten mit Alzheimer-Demenz sind gewöhnlich älter und damit, wie die mental Gesunden, anfällig für alle mit dem Alterungsprozess einhergehenden Krankheiten. Darüber hinaus sind sie einem erhöhten Risiko für die Entwicklung von **Begleitkrankheiten** sowie einem hohen **Sturzrisiko** ausgesetzt. Vorrangige **medizinische Probleme** bei diesem Patientenkollektiv sind unerwünschte Arzneimittelwirkungen, Interaktionen, Infektionen des Harntraktes, Pneumonie und Delirium. Ebenfalls häufig anzutreffen sind Malnutrition, Inkontinenz und damit in Zusammenhang stehende Druckulzera.

Selbstständigkeit erhalten und Lebensqualität sichern

Ziel des umfassenden Managements ist es, die **Selbstständigkeit** des Patienten so lange wie möglich zu erhalten, Verhaltensstörungen optimal zu behandeln und eine geschützte Umgebung zu schaffen, in der der Alzheimer-Kranke sich sicher und wohl fühlt. Der Grad des Wohlbefindens des Patienten bestimmt zumindest teilweise die Lebensqualität der Betreuungsperson.

Wie ist im Einzelnen vorzugehen? Nach Diagnosestellung sollte im Rahmen einer Familienkonferenz (vgl. Kap. 9.1) die Planung der Zukunft diskutiert werden. Der Arzt sollte Folgeuntersuchungen terminieren, regelmäßige Besuchstermine vorsehen und natürlich die Therapie planen und die Therapieziele zusammen und im Einverständnis mit den Betroffenen diskutieren und festlegen.

Die ersten Arztbesuche

Die Planung der regelmäßigen Arztbesuche ist ein wesentlicher Teil des individualisierten Managements der Alzheimer-Krankheit. Bekanntlich erfordert jeder Patient eine individuell unterschiedliche Terminplanung, aber dennoch ist für die Praxis des Hausarztes ein grober Plan zu empfehlen, nach dem man sich richten kann (vgl. Kasten). Bei dieser Krankheit ist es ganz entscheidend, dass der Patient stets mit seiner Betreuungsperson in der Praxis erscheint, da die relevanten und zuverlässigen Auskünfte und Informationen zumeist nicht vom Betroffenen selbst kommen, sondern von der Betreuungsperson.

Medizinisch-klinisches Assessment

Für den Arzt steht gewöhnlich die Befragung des Patienten nach seinen Beschwerden am Anfang einer jeden Konsultation. Davon ausgehend werden die weiteren Abklärungsschritte festgelegt. Alzheimer-Patienten jedoch sind vielfach nicht (mehr) in der Lage, ihre Symptome und Befindlichkeitsstörungen zu verbalisieren. Die entsprechende Information muss folglich

Betreuungsablauf

Der erste Besuch

Wichtigste Frage:	Hat der Patient ein Gedächtnisproblem?
Was zu tun ist:	Krankengeschichte, Sozial-Anamnese, Familien-Anamnese, Fremdanamnese (Angehörige, Betreuer, Nachbarn)
Interview:	Patient, Begleitperson (getrennt)
Tests:	MMSE GDS Uhren-Zeichnen funktionelles Assessment (PSMS); immer vom Patienten und vom Betreuer separat erheben
Untersuchung:	Körperliche Untersuchung, Neuro-Status, Labor bildgebende Verfahren (CT/MRI) Verdachtsdiagnose, Differentialdiagnose

Der zweite Besuch (bei Vorliegen der Resultate)

Besprechen:	Mitteilung der Diagnose Resultate der Untersuchungen und Tests erklären Krankheit, Verlauf und Prognose erklären Fragen des Patienten und der Angehörigen beantworten Diagnostische Familienkonferenz vorschlagen/anberaumen
Interview:	Patient, Betreuer (getrennt)
Aktionen:	Therapie beginnen (Azetylcholinesterase-Hemmer) Behandlung der Begleitkrankheiten abstimmen

Der dritte Besuch (nach vier Wochen)

Wichtigste Frage:	Zustand, evtl. Veränderungen, Verhalten, Therapieeffekt
Erfassen:	Nebenwirkungen der Therapie, Betreuer-Stress, Lebensqualität
Interview:	Patient, Betreuer (getrennt)
Tests:	MMSE Uhren-Zeichnen PSMS GDS
Therapie:	fortsetzen, Dosis erhöhen (sofern toleriert)

Der vierte Besuch (nach weiteren 4 Wochen)

Status:	fortschreitende Alzheimer-Krankheit
Erfassen:	Verschlechterung der Stimmung (reizbar, launenhaft, weinerlich, zurückgezogen, verschlossen), Verhalten Therapieeffekt, Nebenwirkungen
Interview:	Patient, Betreuer (getrennt)

Tests:	GDS Hamilton Depressions-Skala MMSE Uhren-Zeichnen PSMS
Therapie:	Fortsetzen bei guter Verträglichkeit, Dosissteigerung bis zur maximal empfohlenen Dosierung Bei Unverträglichkeit allenfalls auf anderen Azetylcholinesterase-Hemmer wechseln

Übergang zum Langzeit-Management mit vorgesehenen Praxisbesuchen alle sechs bis acht Wochen.

von der Betreuungsperson erfragt werden; auch durch aufmerksame Beobachtung von Mimik, Körpersprache und Verhalten des Patienten sind Rückschlüsse zu ziehen.

Ein weiteres Problem besteht darin, dass Demenzkranke nicht in der Lage sind, verordnete Medikamente regelmäßig und nach Vorschrift einzunehmen oder – wie im Falle von Diabetes mellitus – Zuckertests abzulesen und Insulin zu spritzen. Gefährlich kann es bei Asthmapatienten oder Patienten mit chronisch obstruktiver Lungenerkrankung (COPD) werden, wenn falsch inhaliert wird. Auch Präventivmaßnahmen, wie Diäten oder bestimmte Vorsorgeuntersuchungen, sind in den meisten Fällen unrealistisch und aufgrund der verringerten Lebenserwartung nicht unbedingt angebracht.

Ferner kommt hinzu, dass sich bestimmte Krankheiten bei Alzheimer-Patienten in Form von Agitiertheit manifestieren; hierzu zählen kardiovaskuläre Krankheiten, COPD, Infektionen, Anämie und Stoffwechselstörungen.

Die klinische Evaluation ist zusätzlich dadurch erschwert, dass Fieber und Leukozytose bei einem septischen Patienten ausbleiben können. Die **Infektion** zeigt sich dann unter Umständen nur durch eine Verschlechterung der kognitiven Funktionen oder Hinweise wie reduzierten Appetit, Übelkeit und Erbrechen, Inkontinenz oder Tachypnoe.

Ein weiteres Problem gerade bei Alzheimer-Patienten ist das Nachlassen der neuromuskulären Funktion, das mit dem Alter der Patienten zusammenhängt. **Dysphagie** als Folge ist möglich, wodurch sowohl die ausreichende Ernährung gefährdet wird als auch das Aspirationsrisiko stark ansteigt.

Harnwegsinfektionen stellen nicht nur die häufigsten bakteriellen Infektionen bei älteren Personen dar, sondern auch die häufigste Bakteriämie-Ursache. Da die Alzheimer-Krankheit mit einer erhöhten Inkontinenzrate assoziiert ist, haben die Betroffenen ein hohes Risiko für Harnwegsinfektionen. Die typischen Symptome können maskiert sein. Wichtig ist es darum, uncharakteristische Anzeichen einer Störung als mögliche Zeichen einer

Harnwegsinfektion zu deuten. Immer sollte deshalb auch auf die Urinmenge eines Patienten geachtet werden.

Pneumonie bildet die wohl häufigste Todesursache bei Alzheimer-Kranken. Das Mortalitätsrisiko ist bei Patienten mit kognitiver Beeinträchtigung annähernd siebenfach erhöht. Auch hier ist es eher selten, dass die Kranken die typischen Pneumonie-Symptome zeigen. Unspezifische Manifestationen wie Verwirrung, Lethargie, Schwäche, Anorexie, Bauchschmerzen und eine allgemeine Zustandsverschlechterung sind richtungsweisend. Eine Tachypnoe mit Respirationsraten über 26 Atemzüge pro Minute ist ein deutliches Anzeichen für eine mögliche Infektion der unteren Atemwege. Als Auslöser der Pneumonie stehen Streptococcus pneumoniae, Haemophilus influenzae, Staphylococcus aureus sowie gramnegative enterische Erreger im Vordergrund.

Beim Patienten mit fortgeschrittener Alzheimer-Krankheit obliegt dem Arzt in jedem Fall von Pneumonie die schwierige Entscheidung, Antibiotika einzusetzen oder nicht. Vielfach wollen Angehörige das Leiden der Betroffenen nicht weiter verlängern und folglich nicht therapieren. Andererseits haben Studien gezeigt, dass eine Antibiotikatherapie das Leben von schwer Demenzkranken nicht verlängert. Wie auch immer die Entscheidung aussieht, indiziert ist stets der Einsatz von Maßnahmen zur Palliation; dazu zählen Sauerstoff-, Analgetika- und Antipyretika-Gabe.

Delirium ist ein sehr häufiges Ereignis bei hospitalisierten älteren Patienten. Es kann sich klassisch manifestieren mit plötzlichen Bewusstseinsstörungen und Aufmerksamkeitsausfällen. Es kann aber auch «stumm» verlaufen und klinisch folglich unerkannt bleiben. Manifestationsform in diesen Fällen kann eine Störung des Schlaf-Wach-Rhythmus sein, die sich in akuter Agitation und minimaler Ansprechbarkeit ausdrückt. Das Delirium gilt als ein medizinischer Notfall, der mit einer Verschlechterung der Demenz verwechselt werden kann. Es ist darum entscheidend, dass der behandelnde Arzt gesteigerte Agitation, «sun downing» und andere Verhaltensauffälligkeiten nicht automatisch als weiteres Nachlassen kognitiver Funktionen einstuft, sondern auch die Möglichkeit des Deliriums im Auge behält.

Ernährungssonden sind ein heiß diskutiertes Thema im Zusammenhang mit Demenz. Die Befürworter sträuben sich dagegen, Patienten, die nicht mehr essen und schlucken können, einfach verhungern und verdursten zu lassen. Die Gegner argumentieren mit einer künstlich verlängerten Leidenszeit. Auch hier ist es wichtig, gemeinsam mit den Angehörigen zu entscheiden, welche Maßnahmen im fortgeschrittenen Demenzstadium noch ergriffen oder nicht mehr ergriffen werden. Liegt eine rechtlich einwandfreie Patientenverfügung vor, ist natürlich auch den darin vorgegebenen Anweisungen, soweit möglich, Folge zu leisten.

5.2 Schmerzerfassung und -therapie bei Demenzkranken

Obwohl persistierende Schmerzen bei älteren Menschen gleichsam zur Tagesordnung gehören, wurde diesem Problem seitens der Forschung bisher nur wenig Aufmerksamkeit gewidmet. Alte, multimorbide, gebrechliche oder demente Patienten werden so gut wie nie in klinische Studien einbezogen, schon gar nicht solche mit Alzheimer-Krankheit. Das Wissen hinsichtlich Schmerzperzeption und Schmerzäußerung ist folglich insgesamt sehr rudimentär.

Während akute Schmerzen im Alter ein eher geringeres therapeutisches und alltägliches Problem darstellen, bestimmen persistierende bzw. **chronische Schmerzen** bei einem Großteil der über 65-Jährigen quasi die Tagesordnung. Rheumatoide Arthritis, Gelenkarthrose, Rückenprobleme, aber auch Krebsschmerzen sind häufige Begleiter des Alterns und des Alters. Die Hälfte aller Krebspatienten verzeichnet zum Zeitpunkt der Diagnose bereits mittelstarke bis starke Schmerzen. Im fortgeschrittenen Krebsstadium leiden bis zu 80% der Betroffenen unter starken bis stärksten Schmerzen.

Bis zu 50% der im eigenen Haushalt lebenden Senioren leiden ständig an (zumeist degenerativ bedingten) Schmerzen; in Pflegeheimen sind bis zu 80% der Bewohner von massiven, oft unterbehandelten Schmerzen betroffen.

Die Folgen chronischer Schmerzen im Alter sind weithin bekannt: Depression, Angst, Schlafstörungen, Analgetika-Nebenwirkungen, zunehmende Invalidität, sozialer Rückzug. Seltener beschrieben sind die potenziellen Auswirkungen persistierender Schmerzen auf Bewegungsfunktionen wie den Gang.

Eine Schmerztherapie verläuft dann wirklich erfolgreich, wenn die Ursache der Schmerzen festgestellt und gezielt behandelt wird. Das unterstreicht die Notwendigkeit eines gründlichen initialen Assessments.

Problematisch: Schmerzerfassung bei kognitiver Beeinträchtigung

Die zuverlässigsten Angaben zum Schmerzgeschehen kommen in der Regel vom Betroffenen. Die entsprechenden Äußerungen sollten folglich ernst genommen werden. Besondere Schwierigkeiten bereiten Schmerzevaluation und Schmerzmanagement jedoch bei Personen mit kognitiver Beeinträchtigung. Hier kann sich der Arzt nicht mehr nur auf die Angaben des Patienten verlassen, sondern er muss auf andere Methoden des Assessments zurückgreifen. Verschiedene Skalen und Instrumente zur Erfassung von Schmerzen bei Demenzkranken wurden entwickelt; keines ist jedoch wirklich zuverlässig. Die aufmerksame Beobachtung des Patienten, seiner Mimik und seines Verhaltens geben gewöhnlich den besten Aufschluss.

Relativ geringe Anforderungen an die intellektuelle Leistungsfähigkeit stellt die 1990 in der Zeitschrift *Pain* vorgestellte **Ausdrucksskala**. Hier kann der Patient entsprechend der Mimik des skizzierten Gesichts die eigene

Tabelle 5-1: Gängige Verhaltensauffälligkeiten bei Personen mit Demenz, die Schmerzen anzeigen können.

- Gesichtsausdruck (Grimassen, ängstlicher Ausdruck, Stirn in Falten, schnelles Augenzwinkern)
- Vokalisation (Seufzen, Stöhnen, Jammern, Rufen/Schreien, geräuschvolles Atmen)
- Körpersprache (versteifte, gespannte Haltung, Zappeln, unruhiges Herumlaufen, Schaukeln, Gangveränderungen)
- Interpersonelle Interaktionen (Aggressivität, Schlagen, Widerstand gegen Pflegemaßnahmen, sozialer Rückzug)
- Aktivitätsmuster (Verweigerung der Nahrungsaufnahme, Appetitverlust, vermehrtes Schlafen, plötzliches Einstellen gewohnter Tätigkeiten, verstärktes Herumwandern)
- Mentalstatus (Weinen, Tränen, Verwirrung, leichte Irritierbarkeit, Stress)

Schmerzintensität anzeigen. Ebenfalls einfach zu handhaben, aber dennoch recht zuverlässig ist das sechsstufige «Thermometer». Der Patient beschreibt verbal mit einfachen Worten den Schmerz und kreuzt an der entsprechenden Stelle im «Thermometer» an.

Schwieriger wird es mit schwer Demenzkranken. Hier gibt oft nur das **Verhalten** Aufschluss über Störungen des Befindens (**Tab. 5-1**). Plötzliche Stimmungsveränderungen, Mimik, Immobilität oder Hypermobilität sowie paralinguistische Körpersprache sollten aufhorchen lassen. Es gilt jedoch zu bedenken, dass nicht alle Patienten mit spezifischen Verhaltensweisen oder auf dem Wege der Vokal- und Körpersprache Schmerzen äußern.

Wie schwierig oder mühsam es offenbar ist, Schmerzen bei Demenzkranken zu erkennen und ihre Intensität erfassen, zeigt eine ganze Reihe von Studien. Traurige Folge ist eine erhebliche Untertherapie, vor allem in Pflegeheimen, wo die kognitive Beeinträchtigung eine grundlegende Hürde für Schmerzassessment und Schmerzmanagement darzustellen scheint, wie Untersuchungen immer wieder bestätigen.

Interessanterweise erkennen Pflegekräfte besser als Ärzte Schmerzzustände bei Demenzkranken. Das zumindest haben amerikanische Untersuchungen ergeben; die Forscher stellen sogar die Fähigkeit der Geriater zur Schmerzabklärung bei schwer Demenzkranken infrage (eine Situation, die in anderen Ländern nicht gegeben sein muss).

5.3 Herz und Hirn – die alles entscheidende Achse

Obwohl das Gehirn nur etwa zwei Prozent des Gesamtkörpergewichts eines Menschen repräsentiert, verbraucht es 20% der Herzleistung und 20% des vom Körper aufgenommenen Sauerstoffs. Funktion und Überleben des Gehirns stehen in direkter Beziehung zu zerebralem Blutfluss, Perfusionsdruck und der Verfügbarkeit der metabolischen Substrate Sauerstoff und Glukose. Etwa vier Minuten nach einem Herzstillstand setzt der Verlust kortikaler Neuronen ein, verursacht durch das Versagen des Zuflusses von Sauerstoff und Nährstoffen zum Gehirn.

Die Integrität der extra- und intrakranialen Zirkulation ist von vitaler Bedeutung für die adäquate Versorgung des Gehirns mit Sauerstoff und Glukose. Ebenso wichtig sind normale Plasma-Glukosespiegel, Hämoglobin-Konzentration, Blutviskosität, arterielle Sauerstoffsättigung und arterieller Perfusionsdruck.

Beeinträchtigen Krankheiten das Herzminutenvolumen, den Sauerstofftransport, den Blutdruck und den zerebralen Blutfluss, können eine akute und chronische Dysfunktion des Gehirns oder bestimmter Hirnareale hervorgerufen werden. So ist beispielsweise die vaskuläre Demenz Folge kardiovaskulärer Krankheiten, die die zerebrale Durchblutung reduzieren und multiple Infarkte auslösen.

Klinische Demenzsyndrome stehen folglich nicht nur im Zusammenhang mit zerebrovaskulären Krankheiten, sondern auch – und keineswegs selten – mit **Erkrankungen des Herz-Kreislauf-Systems**. Risikofaktoren für einen kardiogenen Thrombus bzw. eine kardiogene Embolie sind in **Tabelle 5-2** aufgeführt.

Das bedeutet praktisch: Kardiovaskuläre Krankheiten sind nicht nur wichtige Risikofaktoren für eine Demenz; infolge ihrer hohen Prävalenz in

Tabelle 5-2: Wichtige Risikofaktoren für kardiogenen Thrombus und kardiogene Embolie.

- Vorhofflimmern
- Künstliche Herzklappen
- Mitralklappenstenose, Kalzifikation
- Kürzlich stattgehabter Myokardinfarkt
- Linksventrikulärer Thrombus, linksventrikuläre Wand-Bewegungs-Abnormitäten
- Vorhof-Myxom
- Endokarditis
- Dilatative Kardiomyopathie
- Vorhof-Septum-Aneurysma
- Atherosklerotische Plaques im Aortenbogen

der Bevölkerung sind sie gleichzeitig häufige Begleiterkrankung bei Demenzpatienten und müssen adäquat überwacht und behandelt werden.

Im Vordergrund stehen koronare Herzkrankheit (mit Myokardinfarkt), chronische Herzinsuffizienz, Schlaganfall, Rhythmusstörungen (speziell Vorhofflimmern) und Klappendefekte sowie die (behandelbaren) atherosklerosefördernden Risikofaktoren Hypertonie und Hyperlipidämie.

Herzschrittmacher – ja oder nein?

Die Meinungen sind geteilt, wenn es um die Frage geht, ob bei Alzheimer-Patienten ein Herzschrittmacher implantiert werden sollte oder nicht (mehr). Sicher ist, dass mit Hilfe dieses Gerätes die Lebensqualität des Betroffenen verbessert wird. Auch muss der Patient weniger Herzmedikamente zur Stabilisierung des Herzrhythmus einnehmen, was in dieser Situation günstig ist.

Beim terminal Kranken eröffnet sich dem Arzt und den Angehörigen ein ethisches Dilemma, wenn es um die Frage geht, lebenserhaltende Maßnahmen wie einen Schrittmacher oder auch Defibrillator auszusetzen. Hier ist ein wesentlicher Entscheidungsfaktor die Restqualität des Lebens des Patienten.

5.4 Die zahnärztliche Versorgung sicherstellen

Im Verlauf der demenziellen Erkrankung verlernen Alzheimer-Patienten unter anderem auch die Zahnpflege. Wie jedoch ein Blick in die Fachliteratur zeigt, findet der Aspekt der zahnärztlichen Versorgung von Alzheimer-Kranken so gut wie keine Beachtung. Diese Vernachlässigung kann für die Betroffenen zu einer erheblichen Belastung werden, da sie im fortgeschritteneren Krankheitsstadium nicht mehr fähig sind, Zahn- bzw. Gebissprobleme mitzuteilen. Zahnschmerzen bleiben folglich unbehandelt, Probleme mit künstlichem Zahnersatz unerkannt. Die Patienten sind demzufolge oft nicht in der Lage zu essen, weil die Zahnprothese schmerzt oder nicht passt.

Alzheimer-Kranken sollte diese zusätzliche, die Lebensqualität massiv beeinträchtigende Problematik erspart bleiben. Bereits vom Zeitpunkt der Diagnosestellung an ist es erforderlich, die langfristige zahnärztliche Versorgung in das Betreuungs-Management zu integrieren. Das bedeutet, dass **regelmäßige Kontrollen durch einen Zahnarzt** einzuplanen sind, wobei in späteren Krankheitsstadien oft Hausbesuche erforderlich werden. Notwendige, absehbare Gebisskorrekturen sollten möglichst frühzeitig vorgenommen werden, und zwar in einem Stadium, in dem der Patient noch aktiv an der Behandlung mitwirken kann.

Zur Prävalenz von **Krankheiten der Mundhöhle** bei Alzheimer-Kranken existieren nur wenige Daten, ebenso wenig zum Ausmaß des dadurch verursachten Leidens. Die verfügbaren Berichte deuten auf eine vermehrte Bildung von Plaque und Zahnstein und auf vermehrtes Zahnfleischbluten. Zahnprothesen werden von Patienten mit kognitiver Beeinträchtigung schlechter gepflegt und gereinigt als von gesunden Kontrollpersonen.

Alzheimer-Kranke weisen einen reduzierten submandibulären Speichelfluss auf – auch dann, wenn sie keine Anticholinergika einnehmen. In der Folge sind die Karies- und Infektionsgefahr erhöht, die Sprache wird dysfunktional, das Kauen und Schlucken erschwert, die Geschmacksempfindung lässt nach.

Mundtrockenheit und Schluckbeschwerden steigern das **Aspirationsrisiko** und damit sekundär die Gefahr der Aspirations-Pneumonie – eine verbreitete Todesursache bei Patienten mit Alzheimer-Krankheit.

Frühzeitige Prävention und Therapieplanung

Nach Diagnosestellung der Alzheimer-Demenz sollte der Patient so schnell wie möglich einer umfassenden zahnärztlichen Kontrolle mit nachfolgender Therapieplanung unterzogen werden. Parallel dazu sollten der/die Betreuer über die nötigen Maßnahmen der **Oralhygiene und Zahnpflege** unterrichtet werden. Sie müssen beispielsweise in der Lage sein, dem Patienten die Zähne zu putzen (am besten mit einer elektrischen Zahnbürste), die Gebissprothese zu entfernen und wieder einzusetzen, sie zu reinigen und das Zahnfleisch zu beurteilen.

Zu den präventiven Betreuungsmaßnahmen zählt auch die regelmäßige **Mundspülung** mit beispielsweise Chlorhexidin, um Infektionen vorzubeugen. Bei Xerostomie und Karies sollte Fluorid-Gel topisch appliziert werden. Nicht selten wird aufgrund des reduzierten Speichelflusses die Verabreichung von Sialagoga zur Speichelförderung erforderlich.

Zahnprothesen von Alzheimer-Patienten sollten, vor allem in Pflegeinstitutionen, mit dem Namen des Trägers gekennzeichnet werden, um eventuelle Verwechslungen zu vermeiden.

Werden **therapeutische Eingriffe** bei einem nicht (mehr) kooperativen Patienten erforderlich, erweisen sich die richtige Positionierung im Behandlungsstuhl sowie der Schutz der Atemwege als wichtig. Zuweilen ist eine Fixierung des Patienten unverzichtbar. Chirurgische periodontale Eingriffe oder komplizierte, langwierige Wurzelbehandlungen kommen in der Regel für den Alzheimer-Kranken nicht infrage. Endodontische Maßnahmen hingegen sind angemessen und für die Funktionserhaltung wichtig.

Nihilismus ist keine Lösung

Dem Patienten mit Alzheimer-Krankheit eine adäquate zahnärztliche Versorgung vorzuenthalten ist in höchstem Grade ethisch bedenklich. Und bei auffälligem, agitiertem Verhalten von nicht mehr artikulationsfähigen Patienten sollte stets die Möglichkeit in Erwägung gezogen werden, dass der

Tabelle 5-3: Situationen, in denen eine Überweisung ratsam ist.

- Unsichere Diagnose
- Ungewöhnliche Präsentation
- Komplizierte Begleitphänomene (z. B. Parkinson)
- Rapide Krankheitsprogression oder Verschlechterung
- Schwere, therapieresistente Depression
- Ausgeprägte psychotische Komponente oder andere psychiatrische Symptome mit Gefährdungspotential
- Früher Krankheitsbeginn (unter 60 Jahre)
- Mögliche toxische Ursache
- Auf Wunsch der Familie oder des Patienten (z. B. zum Einholen einer Zweitmeinung)

Patient unter **Zahnschmerzen** leidet. Wird von einem Patienten die Nahrungsaufnahme verweigert, kann das durchaus daran liegen, dass eine Zahnprothese fehlt, nicht hält, nicht (mehr) passt, Druckstellen bewirkt oder schadhaft ist.

5.5 Wann sollte ein Spezialist hinzugezogen werden?

Die Alzheimer-Krankheit kann heute mit relativ hoher Verlässlichkeit vom Hausarzt diagnostiziert werden. Verschiedene Umstände allerdings lassen eine **Überweisung** des Patienten zu einem Spezialisten ratsam erscheinen (Tab. 5-3).

Notwendig wird die Hinzuziehung eines Spezialisten zumeist dann, wenn die Erkrankung fortschreitet oder wenn die Diagnose unsicher bleibt, obwohl die diagnostischen Verfahren weitgehend ausgeschöpft wurden. Auch wenn das Krankheitsbild ungewöhnlich oder durch andere Phänomene überlagert erscheint, ist es empfehlenswert, den Patienten weiterzuleiten.

6 Medikamentöse Therapie der Alzheimer-Krankheit

I felt a cleaving in my mind –
As if my brain had split –
I tried to match it – seam by seam –
But could not make them fit.

The thought behind, I strove to join
Unto the thought before –
But sequences ravelled out of sound
Like balls – upon a floor.

Emily Dickinson

6.1 Grundsätze der medikamentösen Therapie

Die Alzheimer-Krankheit ist zum jetzigen Zeitpunkt nicht heilbar. Das heißt, die Therapie erfolgt symptomorientiert und konzentriert sich auf die primären Ausfälle: Gedächtnisverlust und kognitive Beeinträchtigung. Daneben ist es wichtig, individuell die verbliebenen Fähigkeiten zu fördern und weitere Funktionsverluste zu verhindern. Die Ziele der notwendigen ganzheitlichen Behandlung lassen sich aus heutiger Sicht wie folgt formulieren:

- den Beginn der manifesten Alzheimer-Krankheit hinauszögern; die Progression aufhalten oder verlangsamen

Optionen der Pharmakotherapie bei Alzheimer-Krankheit

Die Alzheimer-Krankheit ist bisher unheilbar. Die verfügbaren spezifischen Medikamente können die kognitiven Symptome vornehmlich im Anfangsstadium lindern und die Progression verlangsamen. Folgende Therapieoptionen stehen dem Arzt und dem Patienten zur Verfügung (vgl. **Abb. 6-1**):

Zur spezifischen Behandlung der Demenz:

- Azetylcholinesterase-Hemmer (AChE-H) (Donepezil, Rivastigmin, Galantamin)
- NMDA-Antagonisten/Neuroprotektiva (Memantin)

Zur unspezifischen Behandlung der Demenz:

- Nootropika (Piracetam)
- Ginkgo-Extrakt
- Vitamin E (?)
- Nimodipin

Wirkstoffe in der Diskussion mit (bisher unbestätigtem) Präventionspotenzial:

- Statine
- nicht-steroidale Antiphlogistika

Zur Behandlung von Verhaltensstörungen:

- Antidepressiva (SSRI)
- Antipsychotika/atypische Neuroleptika (Clozapin, Quetiapin, Risperidon, Olanzapin)
- Neuroleptika (z. B. Pipamperon, Haloperidol)

Tabelle 6-1: Wirkprofil der verfügbaren Antidementiva und Nootropika (Auswahl).

Wirkstoff	Gedächtnis Wahrnehmung	ADL	Motorik Aufmerksamkeit	Konzentration	Stimmung
Donepezil	++	++	+	+	+
Rivastigmin	++	++	+	+	+
Galantamin	++	+	+	+	?
Memantin	++	++	+++	+	+
Piracetam	+	+	–	++	?
Ginkgo	+	+	+	+	?

- die kognitive Funktion erhalten oder verbessern
- Selbstständigkeit und Unabhängigkeit der Patienten optimieren
- die Lebensqualität des Patienten und seines Umfeldes durch optimale Behandlung sicherstellen
- die Pflege durch ein gutes Therapiekonzept erleichtern.

Bei jedem neu diagnostizierten Alzheimer-Patienten ist ein medikamentöser Therapieversuch mit einem potenten Antidementivum (Azetylcholinesterase-Hemmer, AChE-H) indiziert, sofern keine Kontraindikationen bestehen. Dieser Therapieversuch ist genügend lange und unter optimaler Dosierung zu gestalten – drei Monate im Minimum –, um eine Wirkung auf kognitive Funktionen überhaupt erkennen zu können. Von entscheidender Bedeutung sind zudem die Beobachtungen der Betreuungsperson. Spricht der Patient gut auf die Therapie an, sollte die Behandlung langfristig fortgesetzt werden, da das Absetzen eines AChE-H in der Regel mit einer Verschlechterung des Zustands assoziiert ist.

Die Auswahl des individuell geeigneten Medikaments erfolgt entsprechend dem definierten Zielsymptom und der Verträglichkeit. Der behandelnde Arzt sollte möglichst Erfahrung mit dem verordneten Antidementivum haben und das genaue Wirkungsprofil kennen **(Tab. 6-1)**. Vor Beginn einer spezifischen Behandlung ist zu klären, ob andere gleichzeitig einzunehmende Medikamente die mentale Leistungsfähigkeit beeinträchtigen können.

Durch adäquate Behandlung mit Hilfe der derzeit verfügbaren spezifischen Antidementiva ist es möglich, die Alzheimer-Krankheit für einen bestimmten Zeitraum zu stabilisieren, die Kognition zu verbessern, Verhaltensauffälligkeiten zu verringern und die Einweisung des Patienten in ein Pflegeheim zu verzögern.

Aus Sicht des Betroffenen und der Betreuungsperson ist die Behandlung erfolgreich, wenn:

- das Gedächtnis wieder besser funktioniert und im Alltag bestimmte Aufgaben leichter erledigt werden können
- Funktionen und Fähigkeiten nicht weiter nachlassen
- Funktionen und Fähigkeiten zwar allmählich nachlassen, nicht jedoch so schnell wie ohne Behandlung.

Die gegenwärtig verfügbaren Antidementiva lassen sich grob in zwei Gruppen einteilen: spezifische und nichtspezifische Medikamente zur Behandlung der Alzheimer-Krankheit. Die meisten der nichtspezifischen Mittel wurden keiner gründlichen wissenschaftlichen und klinischen Prüfung unterzogen, die im Rahmen randomisierter kontrollierter Studien erfolgte. Die strengen Kriterien der evidenzbasierten Medizin erfüllen derzeit nur die neuen AChE-H, der NMDA-Rezeptor-Antagonist Memantin sowie (mit Einschränkungen) aus der Reihe der Phytotherapeutika ein Extrakt von Ginkgo biloba.

Was ist unter Verbesserung zu verstehen?

«Verbesserung» bei der Therapie der Alzheimer-Krankheit ist gleichbedeutend mit einer Verlangsamung der Verschlechterung. Der progressive Abbau verläuft allerdings nicht linear. Patienten mit leichter Erkrankung verzeichnen durchschnittlich eine jährliche Abnahme von 5 oder weniger Punkten beim ADAS-cog (entsprechend 2 Punkten im MMSE). Eine Verlangsamung von 2 bis 3 Punkten beim ADAS-cog entspricht einer Progressionsverzögerung um bis zu 7 Monate.

Patienten mit mittelschwerer Demenz (ADAS-cog zwischen 15 und 55) verzeichnen durchschnittlich eine jährliche Abnahme von 7 bis 11 Punkten beim ADAS-cog (entsprechend 2 bis 4 Punkten im MMSE). Eine Verlangsamung von 2 bis 3 ADAS-cog-Punkten entspricht bei ihnen einer Progressionsverzögerung um 2 bis 5 Monate.

Klinisch bedeutet eine Verbesserung um 2 bis 3 Punkte beim ADAS-cog beispielsweise, dass ein Patient sich daran erinnern kann, wer am Abend vorher zum Essen kam, oder dass er sich wieder ohne Hilfe anziehen kann.

Welche Wirksamkeitsparameter werden von Zulassungsbehörden gefordert?

Weltweit ist man sich darüber einig, dass ein als relativ wirksam betrachtetes Medikament gegen die Alzheimer-Krankheit Verbesserungen in folgenden

Bereichen erreichen muss: Kognition, globale klinische Situation, ADL und Verhalten. Neuerdings stehen auch die Lebensqualität der Betreuungsperson und ökonomische Aspekte im Vordergrund.

Der europäischen Arzneimittel-Zulassungsbehörde (EMEA) gemäß sollten seriöse klinische Studien über mindestens sechs Monate laufen und ein Follow-up von weiteren sechs Monaten aufweisen.

6.2 Azetylcholinesterase-Hemmer

Der verminderte cholinerge Input zum Neokortex und Hippokampus trägt bei einer Alzheimer-Demenz zur Entwicklung kognitiver Störungen bei (**Abb. 6-1**). Auf dieser Grundlage baut die so genannte cholinerge Hypothese auf, der der therapeutische Einsatz von AChE-H im Wesentlichen folgt: Substanzen, die die Konzentration und Aktivität von Azetylcholin (ACh) im Gehirn erhöhen, sollen dem Verfall der geistigen Fähigkeiten entgegenwirken. AChE-H hemmen den Abbau von ACh, das von noch intakten cholinergen Neuronen in den synaptischen Spalt freigesetzt wird (**Abb. 6-2**). Auf diesem Wege soll die cholinerge Neurotransmission verbessert werden, die bei der Alzheimer-Krankheit stark gestört ist. Als Folge des Untergangs von Neuronen in bestimmten Hirnregionen besteht bekanntlich ein hochgradiger Mangel an diesem Neurotransmitter.

Wichtigstes pathologisches Korrelat der Alzheimer-Krankheit ist nach derzeitigem Wissensstand die Hirnatrophie, vornehmlich im Frontal- und Okzipitalbereich. Die Neuronenverluste und die reduzierte Synapsendichte im zerebralen Kortex sind charakteristisch. Der Untergang der Nervenzellen betrifft vornehmlich cholinerge Neuronen im Bereich des Nucleus basalis Meynert, von dem etwa 90% der cholinergen Bahnen zum Neokortex ausgehen (**Abb. 6-3** und **6-4**). Dieser Schaden verursacht einen ACh-Mangel in der Hirnrinde und wirkt sich maßgeblich auf die Lern- und Gedächtnisleistung aus.

Die Schwere der Alzheimer-Krankheit korreliert mit der nachlassenden Aktivität des Enzyms Cholinazetyltransferase (ChAT). Dieses Enzym ist für die Synthese von ACh mitverantwortlich. Mit dem Einsatz von AChE-H soll auch hier für Ausgleich gesorgt werden.

Azetylcholinesterase-Hemmer verhindern den Abbau von präsynaptischem ACh und erhöhen die Konzentration dieses Neurotransmitters im Bereich der postsynaptischen Rezeptoren. Mehr Nervenreize können somit übertragen werden.

Ein Vorteil dieser spezifischen Wirkstoffe ist die relativ gute Verträglichkeit. Wird die Behandlung sorgfältig eingeleitet und durchgeführt, treten selten gravierende Nebenwirkungen auf. In erster Linie kommt es zu unerwünschten Begleiterscheinungen im Magen-Darm-Bereich, wie Diarrhö, Übelkeit oder Erbrechen.

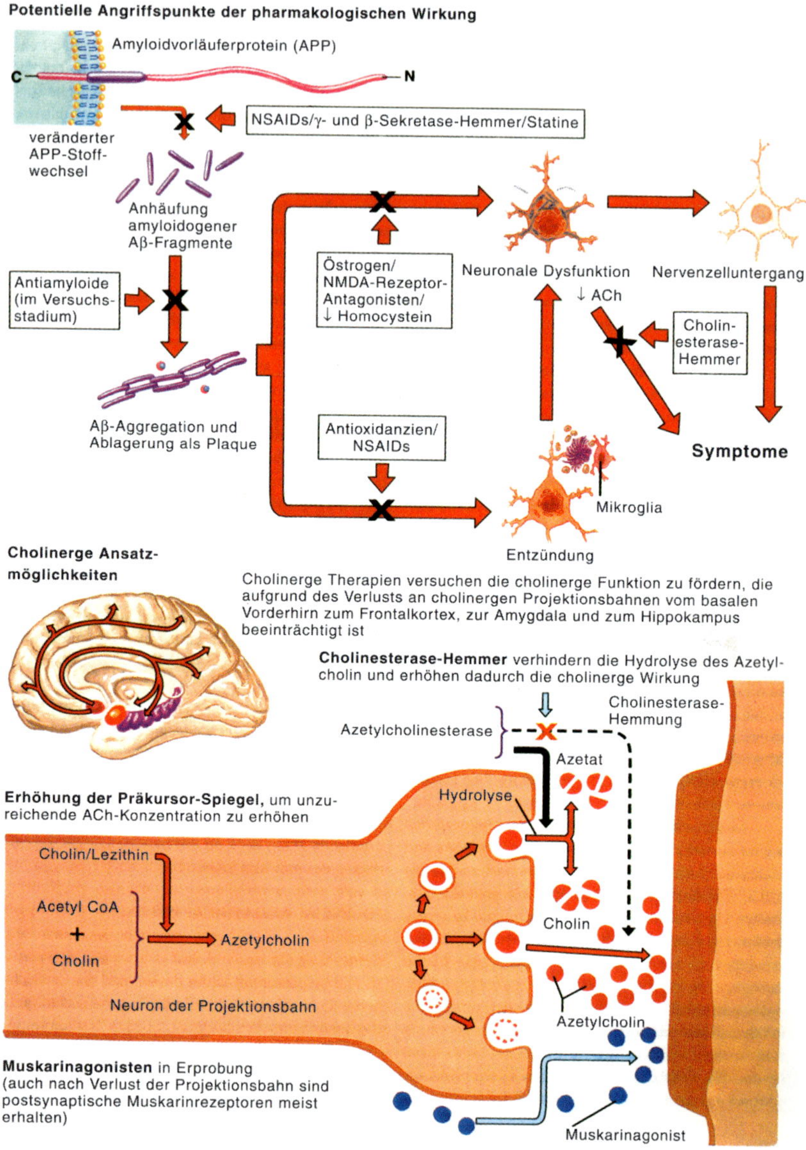

Abbildung 6-1: Optionen der Pharmakotherapie bei Alzheimer-Krankheit. (aus Solomon, P. R.; Budson, A. E.: Alzheimer's Disease. Clinical Symposia 2003; 54 (1): 37).

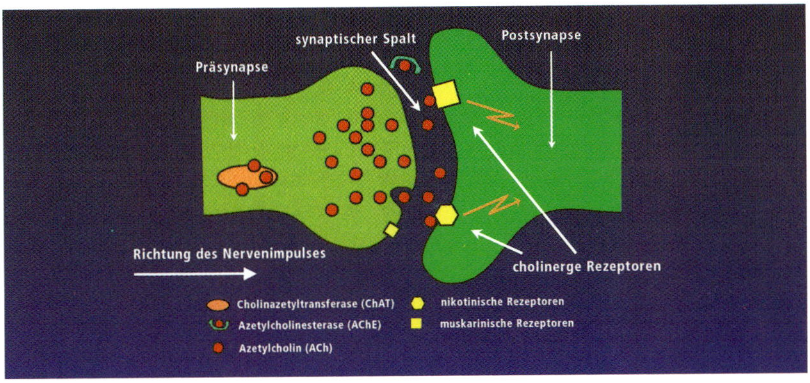

Abbildung 6-2: Biochemisches Neurotransmitter-Geschehen im Bereich der cholinergen Synapse. (Grafik: A. Enz).

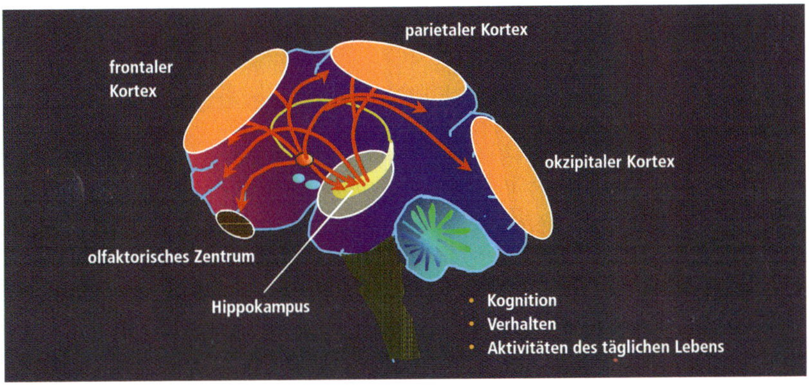

Abbildung 6-3: Cholinerge Regionen, die von der Alzheimer-Pathologie betroffen sind. (Grafik: A. Enz).

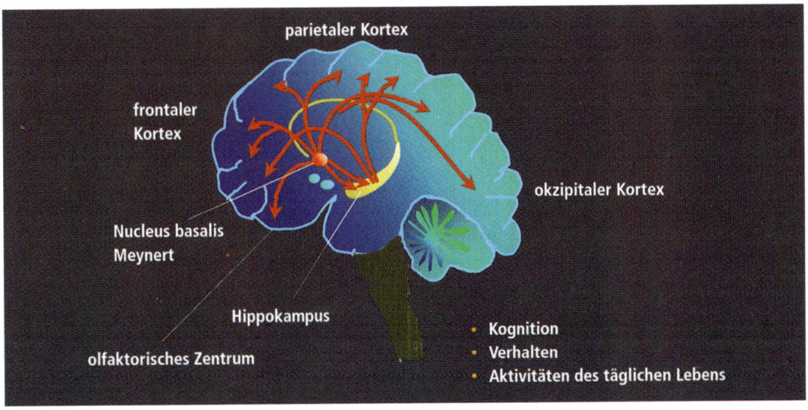

Abbildung 6-4: Cholinerge Innervation des Gehirns. (Grafik: A. Enz)

AChE-H: Mittel der ersten Wahl bei leichter bis mittelschwerer Alzheimer-Krankheit

In klinischen Studien konnten mit diesen Wirkstoffen günstige Effekte auf kognitive, funktionelle und Verhaltenssymptome erzielt werden **(Tab. 6-2)**. Nach übereinstimmender Expertenmeinung gelten AChE-H als Mittel der ersten Wahl für die Behandlung der leichten bis mittelschweren Alzheimer-Krankheit.

Nach der bisherigen Studienlage lässt sich feststellen, dass alle drei verordneten AChE-H ähnlich gute Resultate auf die Kognition erzielen. Weniger überzeugend, wenn auch statistisch signifikant gegenüber Placebo, sind die Effekte auf funktionelle Parameter. In einer kontrollierten Studie erzielte man bisher die beste Wirkung mit Donepezil über 12 Monate bei Patienten mit leichter bis mittelschwerer Alzheimer-Krankheit. Die durchschnittliche Zeit bis zur klinisch evidenten Verschlechterung betrug 11,9 Monate unter Donepezil, verglichen mit 6,9 Monaten unter Placebo.

Kontrollierte Langzeitstudien mit AChE-H über mehr als zwei Jahre laufen noch, Ergebnisse wurden (zum Zeitpunkt der Drucklegung dieses Buches) noch nicht veröffentlicht. Ob sich die drei Substanzen in Bezug auf die langfristige Wirksamkeit unterscheiden, lässt sich heute deshalb noch nicht mit Sicherheit sagen.

Die Vergleichbarkeit der Resultate der zahlreichen klinischen Studien lässt vermuten, dass ein vorsichtiger Wechsel von einem AChE-H auf einen anderen ohne bedeutende Wirkungsverluste vollzogen werden kann, vorausgesetzt der Wirkstoffspiegel im Plasma garantiert eine ununterbrochene Inhibition der AChE. Entsprechende Switch-Studien sind zwischenzeitlich angelaufen.

Tabelle 6-2: Effekt einer sechsmonatigen Therapie mit AChE-H (gegen Placebo) auf den (mittleren) ADAS-cog-Wert bei Patienten mit leichter bis mittelschwerer Alzheimer-Krankheit (gemäß Meta-Analysen der Cochrane Dementia Group).

Wirkstoff	Dosis (mg)	ADAS-cog (95%-CI)
Donepezil	5	−1.85 (−2.6, −1.11)
Donepezil	10	−2.90 (−3.65, −2.15)
Rivastigmin	1–4	−0.84 (−1.48, −0.19)
Rivastigmin	6–12	−2.09 (−2.65, −1.54)
Galantamin	8	−1.30 (−2.75, −0.02)
Galantamin	16	−3.10 (−4.12, −2.07)
Galantamin	24	−3.28 (−3.92, −2.65)

CI = Konfidenz-Intervall

Keine signifikanten Vorteile durch die Einnahme von AChE-H ergeben sich in Bezug auf die Entwicklung von Verhaltensproblemen, auch wenn in einigen klinischen Studien festgestellt wurde, dass unter dieser Therapie gewisse günstige Effekte zu verzeichnen sind, die Aspekte des Verhaltens der Patienten betreffen.

Direkte Kopf-zu-Kopf-Vergleichsstudien von AChE-H bei Alzheimer-Krankheit wurden in größerem Umfang bisher nicht durchgeführt oder publiziert. Die ersten dieser den Autoren zugänglichen (offenen) Studien deuten darauf hin, dass kein statistisch signifikanter Wirkungsunterschied zwischen Donepezil und Galantamin besteht, jedoch eine bessere Verträglichkeit von Donepezil im Vergleich zu Galantamin und Rivastigmin.

Worin sich AChE-H unterscheiden

Obwohl sie der gleichen Substanzklasse angehören, unterscheiden sich Donepezil, Rivastigmin und Galantamin hinsichtlich Molekülstruktur, Wirkungsmechanismus und Pharmakokinetik.

Donepezil und Galantamin inhibieren selektiv die Azetylcholinesterase (AChE). Galantamin verbessert die cholinerge Neurotransmission außerdem durch seine Eigenschaft als allosterischer Ligand des nikotinischen Azetylcholin-Rezeptors und erhöht auch auf diesem Wege die präsynaptische ACh-Freisetzung. Zusätzlich zur Inhibition von AChE hemmt Rivastigmin die Butyrylcholinesterase (BuChE), die etwa 10% der gesamten Cholinesterase im menschlichen Gehirn ausmacht.

Donepezil ist ein Piperidon-Derivat, das nichtkompetitiv und reversibel AChE hemmt. Die Plasmaproteinbindung beträgt 96%, die Eliminations-Halbwertszeit 70 Stunden. Der Metabolismus erfolgt unter anderem über Zytochrom-P450-Isoenzyme (CYP2D6, CYP3A4). Ein wichtiger praktischer Aspekt: Donepezil muss nur einmal täglich eingenommen werden.

Rivastigmin ist ein langsam reversibler (pseudoirreversibler) Hemmstoff von AChE und BuChE. Die Plasmaproteinbindung beträgt 40%, die Eliminations-Halbwertszeit rund eine Stunde. Der Metabolismus erfolgt hydrolytisch durch Esterasen.

Galantamin ist ein selektiv reversibler AChE-H sowie ein positiv allosterischer Modulator des nikotinischen Rezeptors. Die Plasmaproteinbindung beträgt 18%, die Eliminations-Halbwertszeit etwa 5 Stunden. Der Metabolismus erfolgt über Zytochrom-P450-Isoenzyme (CYP2D6, CYP3A4).

Marktanteile der Azetylcholinesterase-Hemmer

Laut einer Verkaufsstatistik aus dem Jahr 2002 teilen sich die im Handel befindlichen Azetylcholinesterase-Hemmer den Markt in Europa wie folgt: Bestseller mit einem Marktanteil von etwa 65% ist Donepezil (Aricept®, Eisai/Pfizer), gefolgt auf Platz zwei von Rivastigmin (Exelon®, Novartis) mit etwa 27% und Galantamin (Reminyl®, Johnson&Johnson) mit etwa 12%

auf Platz drei. Die Verkaufsziffern weltweit für das Jahr 2001 werden mit 923 Millionen US-Dollar für Aricept®, 228 Millionen US Dollar für Exelon® und 45 Millionen US Dollar für Reminyl® angegeben.

6.3 Der NMDA-Antagonist Memantin

Neben dem cholinergen System sind bei der Alzheimer-Krankheit auch andere Transmittersysteme beeinträchtigt. Eines davon ist das glutamaterge System. Antagonisten des glutamatergen N-Methyl-D-Aspartat-(NMDA-) Rezeptors haben in jüngster Zeit vermehrtes Interesse gefunden wegen ihrer potienziell neuroprotektiven Eigenschaften. Ein solcher NMDA-Antagonist ist Memantin (Derivat von Amantadin), besser bekannt aus der Behandlung der Parkinson-Krankheit. Memantin hat komplexe modulatorische Eigenschaften am Glutamat-Rezeptor-Komplex: Es gilt als nichtkompetitiver NMDA-Antagonist mit Wirkung auf den glutamatgesteuerten Kalziumkanal.

Glutamat gilt als der wichtigste Neurotransmitter im Zentralnervensystem. Erhöhte extrazelluläre Konzentrationen führen zu einem vermehrten Einstrom von Kalzium in die Nervenzellen und zu einer Neurodegeneration mit Zelluntergang. Glutamat aktiviert NMDA-Rezeptoren, deren Ionenkanal in Ruhe von einem Magnesiumion blockiert ist. Durch ständige Aktivierung des NMDA-Rezeptors (infolge erhöhter Glutamat-Konzentration) wird das Magnesiumion dauerhaft aus dem Ionenkanal verdrängt. Folglich kann Kalzium unbehindert einströmen. Dadurch kommt es schließlich zu einem pathologischen neuronalen Rauschen, in dem Lerninhalte untergehen.

Memantin zeigt physiologisch ähnliche Eigenschaften wie Magnesium. Es setzt sich anstelle des Magnesiumions in den Ionenkanal und gibt diesen spannungsabhängig frei. Kommt ein Lernsignal auf das Neuron zu, gibt Memantin den Ionenkanal frei, und Kalzium kann in «gesunder», physiologischer Menge einfließen.

Memantin steht unter den Handelsnamen Axura® und Ebixa® zur Behandlung von Patienten mit mittlerer und schwerer Alzheimer-Demenz zur Verfügung. Mengen von 10 bis 15 mg pro Tag sind als empfohlene Dosis ausreichend. Für sehr alte und multimorbide Patienten besteht für Nimodipin eine relative und für Tacrin (der kaum mehr eingesetzte erste AChE-H) eine absolute Kontraindikation.

6.4
Klinische Wirkung spezifischer Antidementiva

Der Hausarzt ist in der Regel weniger an statistischen Studiendaten und Signifikanzen interessiert als vielmehr an deren klinischer Relevanz. Er muss den Patienten und seine Angehörigen sachlich über die Therapieoptionen informieren. Das bedeutet, dass die Behandlungseffekte der verschiedenen Arzneistoffe in der Praxis quantifiziert, vergleichbar gemacht und in ihrer Bedeutung für den individuellen Patienten gegeneinander abgewogen werden müssen.

AChE-H: Donepezil, Rivastigmin, Galantamin

Mit einer kürzlich publizierten Metaanalyse von 16 seriösen kontrollierten Studien wurde genau dies erstmals versucht, wobei insgesamt 5159 Alzheimer-Patienten mit AChE-H und 2795 mit Placebo behandelt wurden. Die in die Analyse einbezogenen Studien dauerten mindestens zwölf Wochen. Der berichtete Therapieeffekt betraf vornehmlich die kognitive Funktion (gemessen mittels ADAS-cog) sowie die globale Therapieantwort (mehrheitlich mittels CGIC erfasst). Vergleichend wurden in dieser Metaanalyse erfasst: Nebenwirkungsrate, Studienabbruchrate sowie die Anzahl an Patienten, die behandelt werden mussten, um (statistisch) einen Patienten mit Therapieerfolg zu erhalten («number needed to treat», NNT). Die Resultate sind anschaulich in **Abbildung 6-5** und **Tabelle 6-3** dargestellt.

Mit dieser Metaanalyse wird bestätigt, dass alle im Handel befindlichen AChE-H der zweiten Generation (Donepezil, Rivastigmin, Galantamin) im

Studie	Cholinesterase-hemmer	Ansprechen auf AChE-H	Ansprechen auf Placebo	n total
Rogers,[11] 1998a	Donepezil	107/305	27/150	455
Rogers,[10] 1998b	Donepezil	76/298	17/152	450
Burns,[12] 1999	Donepezil	125/544	38/274	818
Rösler,[18] 1999	Rivastigmin	149/467	44/220	687
Raskind,[20] 2000	Galantamin	64/357	27/196	553
Wilcock,[21] 2000	Galantamin	84/414	33/203	617
Rockwood,[24] 2001	Galantamin	61/240	24/123	363
Wilkinson,[23] 2001	Galantamin	59/179	23/83	262

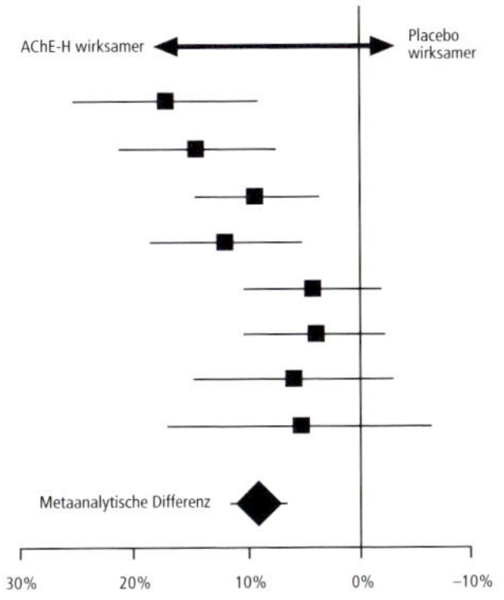

Abbildung 6-5: Globale Therapieantwort in 8 Studien mit AChE-H im Vergleich zu Placebo. Symbole links des senkrechten Balkens favorisieren AChE-H (in diesem Falle alle Studien). Das bedeutet, es wurde ein gegenüber Placebo deutlicher Therapieeffekt erzielt (Quelle: Lanctot et al.: JAMC 2003).

Tabelle 6-3: Therapieausgang unter AChE-H versus Placebo sowie NNT. Resultate einer Meta-Analyse (nach Lanctot et al., JAMC, 2003).

Therapie-Ausgang	n total	Anzahl Patienten AChE-H	Anzahl Patienten Placebo	Unter-schied (%)	NNT
Globale Therapie-Antwort	4205	2804	1401	9	12
Kognitive Funktion*	2419	1606	813	10	10
Nebenwirkungen	6784	4381	2403	8	12
Therapie-Abbruch	7691	5022	2669	8	13
Therapie-Abbruch wegen Neben-wirkungen	7952	5154	2798	7	16

* Verbesserung um mehr als 4 Punkte in ADAS-cog

Tabelle 6-4: Dosierung und Titration der verfügbaren Azetylcholinesterase-Hemmer.

Applikation	**Donepezil** 1 × täglich	**Rivastigmin** 2 × täglich	**Galantamin** 2 × täglich
Initiale Startdosis (mg/Tag)	5	3	8
Niedrigste wirksame Dosis (mg/Tag)	5	6	16
Maximale Tagesdosis (mg/Tag)	10	12	24
Dosis-Steigerung	nach 4–6 Wochen auf 10 mg erhöhen	nach 2 Wochen auf 6 mg erhöhen, nach weiteren 2 Wochen auf 9 oder 12 mg erhöhen, sofern toleriert	nach minimal 4 Wochen auf 16 mg steigern, nach weiteren 4 Wochen 24 mg versuchen; falls nicht toleriert, auf vorherige Dosis zurückgehen

Vergleich zu Placebo eine statistisch signifikante globale Besserung bei den Patienten bewirken. Die Analyse bestätigt außerdem die im Großen und Ganzen vergleichbare Wirksamkeit der drei Substanzen. Die NNT ist mit

12 Patienten vergleichsweise klein. Das heißt, es müssen relativ wenige Patienten entsprechend behandelt werden, um bei einem Kranken globale Besserung zu erzielen, weniger noch, um eine Stabilisation des degenerativen Krankheitsprozesses zu bewirken.

Von besonderem Interesse ist die gute Verträglichkeit der AChE-H, wenn die Behandlung korrekt durchgeführt wird **(Tab. 6-4)**. Die Rate der Therapieabbrüche wegen Nebenwirkungen war unter Verum nur um 8% höher als unter Placebo.

Die «Cochrane Dementia Group» hat verschiedene systematische Analysen von Studien mit AChE-H vorgenommen und publiziert. Allen drei zugelassenen Wirkstoffen wird globale und kognitive Wirksamkeit zugesprochen.

Die Schlussfolgerung zu Donepezil lautet wie folgt: Personen mit leichter, mittelschwerer und schwerer Alzheimer-Demenz profitieren von einer 12-, 24- oder 52-wöchigen Behandlung in den Bereichen kognitive Funktion, Aktivitäten des täglichen Lebens (ADL) und Verhalten. Ähnlich lautet die Bewertung von Rivastigmin und von Galantamin. Galantamin allerdings wurde bisher nicht bei Patienten mit schwerer Alzheimer-Krankheit geprüft, und auch Resultate von Langzeitstudien (mehr als sechs Monate) waren zum Zeitpunkt der Drucklegung noch nicht publiziert.

Fazit: AChE-H erweisen sich nützlich im Hinblick auf kognitive Funktionen, Alltagsaktivitäten und Verhalten. Diese Therapieeffekte tragen dazu bei, dass Alzheimer-Kranke länger zu Hause betreut und gepflegt werden können. Durch diese spezifische Therapie lässt sich die Einweisung in ein Pflegeheim verzögern: bei Patienten, die gut auf die Therapie ansprechen, um einige Monate bis zu knapp zwei Jahren.

NMDA-Antagonist Memantin

Memantin wurde im Mai 2002 europaweit für die Behandlung der mittelschweren bis schweren Alzheimer-Krankheit (MMSE 3 bis 14) zugelassen, und zwar auf der Grundlage von zwei kontrollierten Studien. Deren wichtigstes Resultat: Memantin reduziert im Vergleich zu Placebo die kognitive (ADAS-cog) und klinische Verschlechterung (gemessen mittels CIBIC+ und SIB) und beeinflusst das Verhalten der Patienten günstig.

In einer weiteren Studie zeigte sich, dass die kombinierte Behandlung mit Memantin und Donepezil der Monotherapie mit dem AChE-H Donepezil signifikant überlegen war. Dies ist der erste Versuch einer spezifischen Kombinationstherapie bei der Alzheimer-Krankheit, möglich geworden durch die Einführung von Memantin als Vertreter einer anderen Wirkstoffgruppe. Weitere Prüfungen sind nötig, um die möglichen Vorteile einer Kombinationstherapie zu bestätigen.

Noch nicht beantworten lässt sich die Frage, wie nützlich Memantin in der täglichen Praxis (außerhalb von klinischen Studien) ist. Auch ist nicht bekannt, wie lange die Wirkung anhält, ob tatsächlich ein neuroprotektiver Effekt gegeben ist oder die Substanz symptomatisch wirkt.

Phytotherapeutikum Ginkgo biloba

Geht man von einer Umfrage der Deutschen Seniorenliga bei 1200 deutschen Ärzten zur Wirkungsweise von Antidementiva aus, so hat Ginkgo biloba einen «sehr positiven Einfluss auf die Symptome Stimmung und Schwindel». Daraus eine spezifische Wirkung auf die Alzheimer-Krankheit abzuleiten, wäre vermessen.

Obwohl in einer Reihe von seriösen Studien mit einem industriell produzierten standardisierten Extrakt von Ginkgo biloba viel versprechende Resultate bei der Alzheimer-Demenz erzielt worden sind, ist die Datenlage insgesamt weniger deutlich. Hinsichtlich des Signifikanzniveaus schneiden AChE-H (im Vergleich zu Placebo) eindeutig besser ab als Ginkgo biloba, und das in Bezug auf Kognition und Klinik.

Die «Cochrane Dementia Group» kommt in ihrer aktuellen Analyse zu folgender Schlussfolgerung: Ginkgo biloba erscheint verglichen mit Placebo sicher und ohne exzessive Nebenwirkungen. Viele der Studien waren klein und weisen methodische Probleme auf. Insgesamt gibt es viel versprechende Hinweise auf Verbesserungen in Kognition und Funktion durch eine Behandlung mit Ginkgo. Die drei neuesten Studien zeigen jedoch inkonsistente Ergebnisse. Eine große kontrollierte Studie mit moderner Methodologie wird erforderlich, die eine Intent-to-treat-Analyse vorsieht (das heißt, es werden alle in eine Studie eingeschlossenen Patienten ausgewertet, nicht nur diejenigen, die bis zum Ende durchhalten) und die auf diese Weise eine nachhaltige Aussage über Art und Ausmaß des Therapieeffekts zulässt.

6.5 Nichtspezifische Antidementiva

Nootropika

Zu dieser Gruppe von Arzneistoffen gehören Nootropika und so genannte «Verbesserer» der Hirnleistungsfähigkeit oder der Hirndurchblutung. Als Beispiele seien Piracetam, Pyritinol und Nicergolin genannt. Die mit den verschiedenen Substanzen vorgenommenen Wirksamkeitsprüfungen ergaben keine konsistenten Resultate und halten einer kritischen Überprüfung nicht Stand.

Nimodipin

Altersassoziierte Veränderungen der Kalzium-Homöostase haben mögliche Auswirkungen auf höhere kortikale Funktionen. Nimodipin ist ein Kalziumkanal-Blocker, der gut die Blut-Hirn-Schranke passiert. Bei kognitiver Beeinträchtigung wird Nimodipin in Europa relativ häufig zur Behandlung verordnet. Seine Nützlichkeit bei Alzheimer-Krankheit und VaD wird jedoch kontrovers beurteilt. Die «Cochrane Dementia Group» kommt in einer Analyse aller wichtigen Nimodipin-Studien zu folgender Schlussfolgerung: Nimodipin kann von gewissem Nutzen sein, wenn es um die Behandlung von Patienten mit Aspekten einer Demenz geht. Der in den Studien dokumentierte kurzfristige Effekt rechtfertigt nicht den langfristigen Einsatz von Nimodipin als Antidemenzmittel.

Selegilin

Die Nützlichkeit des bei Parkinson eingesetzten MAO-B-Hemmstoffs Selegilin (L-Deprenyl) wird nach wenig überzeugenden Studienresultaten ebenfalls kontrovers diskutiert. Die «Cochrane Dementia Group» kommt in einer Analyse von 17 Studien zu der Schlussfolgerung, dass Selegilin bei Alzheimer-Krankheit enttäuscht hat, obwohl es anfänglich Versprechungen und Erwartungen zum Beispiel in Bezug auf ein neuroprotektives Potenzial gab. Es gebe keinen Beleg für einen klinisch bedeutsamen Nutzen für den Patienten, weder auf kurze noch auf lange Sicht. Der Einsatz der Substanz bei der Alzheimer-Krankheit wie auch weitere Studien damit seien mit dieser Indikation nicht gerechtfertigt.

Auch Antioxidanzien, Östrogene und Vitamine enttäuschten bisher bei der Behandlung der Alzheimer-Krankheit. Neue Perspektiven eröffnen sich möglicherweise in der nahen Zukunft durch neurotrophische bzw. neuroprotektive Substanzen, die sich derzeit in der sorgfältigen klinischen Prüfung befinden.

Die gegenwärtig laufenden klinischen Langzeitstudien mit Entzündungshemmern und Statinen (Lipidsenker aus der Gruppe der Hydroxy-Methyl-Glutaryl-Coenzym-A-Reduktase-Hemmer) werden mit Spannung erwartet.

6.6 Welchen Nutzen haben Kognitionsverbesserer?

Während die Klärung der genauen Ursache(n) der Alzheimer-Krankheit nach wie vor aussteht, zeichnet sich auf dem Gebiet der symptomatischen Behandlung ein schwacher Hoffnungsschimmer ab. Die altbekannten Nootropika oder piracetamähnlichen zerebralen Leistungssteigerer finden zunehmendes Interesse der Arzneimittelforscher, und die Pharmaindustrie hat eine Reihe von Substanzen in der Entwicklung, die als «Kognitionsverbesserer» (englisch: *cognition enhancing drugs*) tierexperimentell und klinisch geprüft werden.

Die Alzheimer-Krankheit ist unter anderem durch einen Verlust kognitiver Fähigkeiten charakterisiert. Die Beeinträchtigungen auf diesem Gebiet treten frühzeitig im Verlauf der Erkrankung in Erscheinung und betreffen wesentliche Bereiche der Kognition, insbesondere das Gedächtnis, die Sprache, die Orientierung und Alltagsfunktionen. Am Anfang des Prozesses steht der Verlust des Kurzzeitgedächtnisses. Von den Patienten oder ihren Angehörigen beklagte Gedächtnisprobleme sind oftmals die ersten erkennbaren klinischen Symptome der Demenz und somit diagnostisch relevant.

Neuropsychologische bzw. kognitive Defizite stellen (neben den neuropsychiatrischen Verhaltensauffälligkeiten) derzeit den Hauptangriffspunkt der therapeutischen Intervention dar, wobei die Aspekte Gedächtnis und Lernen im Vordergrund stehen. Die bekannteste und am häufigsten verordnete Gruppe von Arzneistoffen stellen **Azetylcholinesterase-Hemmer** dar, die dem Erklärungsmodell der cholinergen Hypothese der Alzheimer-Krankheit folgen. Durch Steigerung der Azetylcholin-Konzentration im Gehirn soll die kognitive Leistungsfähigkeit (vor allem das Gedächtnis) verbessert werden. Der Effekt ist in kontrollierten klinischen Studien gut belegt.

Eine weitere, sehr heterogene Gruppe bilden die so genannten **Nootropika**. Bekanntester Vertreter ist das in den späten 1960er Jahren entwickelte Piracetam, ein Pyrrolidon-Derivat. Aufgrund der insgesamt unbefriedigenden Datenlage werden Nootropika von den meisten angloamerikanischen Forschern als unwirksam betrachtet; im deutschsprachigen Raum und in Japan hingegen werden sie relativ häufig eingesetzt. Eine systematische Datenanalyse jüngeren Datums zur Evaluation der klinischen Effizienz kommt allerdings zu dem Schluss, dass die derzeitigen «Studienergebnisse den Einsatz von Piracetam bei Demenz oder kognitiver Beeinträchtigung nicht rechtfertigen».

Neuroprotektion und Neuromodulation

Trotz dieser allgemein eher negativen Einschätzung der Nootropika hat das Interesse der Forscher an zerebralen Leistungssteigerern in den letzten Jahren erheblich zugenommen. Primäres Angriffsziel dieser «cognition enhancing drugs» ist das Gedächtnis. Im Wesentlichen werden zurzeit zwei Strategien von der Pharmaindustrie verfolgt: Die eine fokussiert auf Neuroprotektion, die andere auf Neuromodulation.

Die vorgestellten Mechanismen der verschiedenen Kandidaten zur Verbesserung der Kognition sind heterogen. In der Prüfung befinden sich AMPA-Rezeptor-Modulatoren («Ampakine»), GABA-Rezeptor-Modulatoren (inverse Agonisten des GABA-A-alpha5-Rezeptors), PDE4-Inhibitoren, L-Typ-Kalziumkanal-Blocker, Histamin-3-Rezeptor-Antagonisten, Hemmstoffe des hippokampalen Serotonin-Rezeptors, Stimulatoren der glutamatergen Neurotransmission (Glutamat-Analoga), Sigma-(1-)Rezeptor-Agonisten und andere (**Tab. 6-5** und **6-6**). Eine Substanz namens Gilatide soll das Gedächtnisgen aktivieren.

Wirkung im Hippokampus

Wirkstoffe zur Steigerung der Gedächtnisleistung müssen in erster Linie bei der spezifischen Anreicherung und Wirkung im Hippokampus ansetzen –

Tabelle 6-5: Abkürzungen.

AMP	Adenosin-Monophosphat
AMPA	Alpha-Amino-3-Hydroxy-5-Methyl-4-Isoxazoleprioprion-Säure
GABA	Gamma-Amino-Buttersäure
PDE	Phosphodiesterase

Tabelle 6-6: Substanzen zur Kognitions-Verbesserung in der Pipeline.

- Inverse GABA-A-alpha5-Rezeptor-Agonisten: Merck Sharp & Dohme
- Sigma(1)-Rezeptor Agonist: PRE-084
- Nefiracetam, Pyrrolidon-Derivat (Nootropikum): Roche
- PDE4-Inhibitoren: Helicon Therapeutics; MEM 1414, Memory Pharmaceuticals
- L-Typ-Kalziumkanal-Blocker: MEM 1003, Memory Pharmaceuticals
- Serotonin-Rezeptor-Blocker (hippokampal): SB271046, GlaxoSmithKline
- Ampakine: CX 516, Cortex Pharmaceuticals
- CREB-Aktivatoren: Helicon Therapeutics
- H3-Blocker: Johnson & Johnson

Daneben haben folgende Unternehmen neue Wirkstoffe in der klinischen Prüfung: Abbott, Corcept, Lilly, Mitsubishi, Neurochem, Sanofi, Wyeth, Ono.

der Hirnregion, in der Kurzzeit- in Langzeit-Erinnerungen umgeformt werden.

Eine der vielversprechenderen Zielstrukturen für die pharmakologische Intervention stellt das **CREB** (cyclic AMP response-element binding protein) dar. Die Blockade von CREB in Neuronen bewirkt eine Blockade des Einbaus von Erinnerungen in das Langzeitgedächtnis; das Kurzzeitgedächtnis wird nicht tangiert.

Recht eindrucksvoll erscheinen die Experimente mit dem piracetamähnlichen Nootropikum Nefiracetam. Diese Substanz steigert (im Gegensatz zu Piracetam und Oxiracetam) den Fluss in neuronalen Kalziumkanälen vom Typ L und wahrscheinlich Typ N. Des Weiteren scheint Nefiracetam die Signaltransduktion im Bereich des nikotinischen Azetylcholin-(ACh-)Rezeptors zu hemmen, und zwar auf dem Wege der Aktivierung von cAMP-abhängiger Proteinkinase mit nachfolgender Phosphorylierung des ACh-Rezeptors.

Die Schwierigkeit der klinischen Prüfung behindert die Entwicklung von Stoffen, die die Kognition verbessern. Die Komplexität der in die Kognition involvierten Gehirnfunktionen erschwert nicht nur die Entwicklung von brauchbaren Tiermodellen, sondern auch die Übertragbarkeit von Resultaten aus Tierexperimenten auf den Menschen. Darüber hinaus sind Effekte auf das Gedächtnis gewöhnlich nicht in kurz angelegten Versuchen zu verifizieren, was bedeutet, dass klinische Studien dieser Art lange andauern und sehr teuer sind.

6.7 Alternative Therapieangebote

Wunderkuren gegen das Altern füllen seit eh und je die Seiten der Regenbogenpresse, und so ist es kein Wunder, wenn auch angebliche Heilmittel gegen die Alzheimer-Krankheit angepriesen werden. In den meisten Fällen handelt es sich um so genannte Naturprodukte, deren Wirkung und Sicherheit weder geprüft noch belegt sind.

Der Markt für derartige alternative Mittel ist riesig. Einer amerikanischen Erhebung zufolge machen 55% aller Betreuenden wenigstens einen Versuch, mittels einer alternativen Behandlungsform das Gedächtnis ihres Patienten zu verbessern; rund ein Fünftel aller Betreuenden macht drei oder mehr entsprechende Versuche.

Am häufigsten (84%) kommen Vitaminpräparate zur Anwendung, gefolgt von die Gesundheit fördernden Nahrungsmitteln (Nutritiva, 27%), pflanzlichen Zubereitungen (11%) und so genannten «intelligenten Pillen» (9%).

Das so genannte Hormon gegen des Altern, Dehydroepiandrosteron (DHEA), wird nicht nur bei Krebs, AIDS und Diabetes ausprobiert, sondern auch bei der Alzheimer-Krankheit. Erst kürzlich wurde in einer seriösen doppelblinden, placebokontrollierten Studie gezeigt, dass es in dieser Indikation wirkungslos ist.

Phytotherapeutika: In die Gruppe der pflanzlichen Zubereitungen, Phytochemikalien und die Gesundheit fördernden Nahrungsmittel (Nutritiva) gehören so bekannte Arzneien wie Ginkgo-biloba-Extrakt, für den in kontrollierten klinischen Studien immerhin ein gewisser therapeutischer Effekt auf die kognitiven Fähigkeiten dokumentiert werden konnte. Für die anderen neuerdings gegen Alzheimer-Krankheit eingesetzten Arzneipflanzen Salvia officinalis und Melissa officinalis liegen entsprechende klinische Prüfungen nicht vor. Beiden Arzneipflanzen wird cholinerge Aktivität nachgesagt.

Vinca-Alkaloide: Alkaloide aus Vinca minor steigern bekanntlich die Hirndurchblutung. Sie könnten eine Rolle bei vaskulär bedingter kognitiver Dysfunktion spielen, indem sie den zerebralen Stoffwechsel anregen.

Phospholipide: Zu den Nutritiva (auch Nutrazeutika genannt) zählen das Phospholipid Phosphatidylserin und Acetyl-L-Carnitine; im Wesentlichen aufgrund alter Studien und Tierversuche wird beiden eine Wirkung bei kognitiver Dysfunktion nachgesagt.

Phytochemikalien: Ebenfalls in der Diskussion sind bestimmte Phytochemikalien aus Gewürzpflanzen, wie Curry oder Pfeffer, die angeblich die Plaquebildung aufhalten oder antiinflammatorische Wirkung entfalten. Inwieweit sich hier die Erwartungen bestätigen lassen, wird die Zukunft zeigen.

CoQ10: Das Ubiquinon Koenzym Q10 ist natürlicher Bestandteil in Tieren und Pflanzen. Sein Mangel ist mit mitochondrialen Krankheiten und Enzephalopathien assoziiert. Das Koenzym Q10 wurde bei der Alzheimer-Krankheit getestet. Die Resultate waren nicht überzeugend genug, um das Produkt weiterzuentwickeln.

Licht: Zunehmend populärer bei der Alzheimer-Krankheit wird die Lichttherapie (2500 Lux). Vor allem die Störungen des Tag-Nacht-Rhythmus und das dadurch begründete nächtliche Umherwandern der Patienten sollen damit überwunden werden. Eine Heilung der Demenz ist damit jedoch nicht zu erzielen, auch wenn über Verbesserungen der kognitiven Leistungsfähigkeit unter dem Einfluss von hellem Licht berichtet wird.

7 Nichtkognitive Symptome bei Alzheimer-Patienten

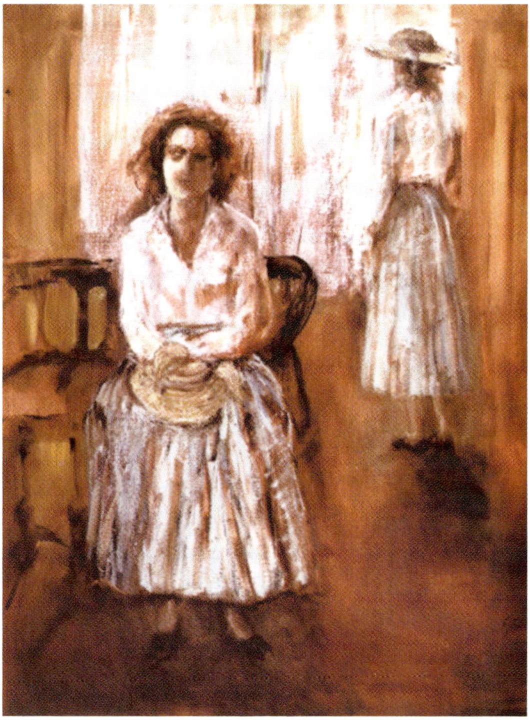

Abbildung 7-1: Virginia Dessauer (Tulsa, Oklahoma): «Where am I supposed to be now? Who am I supposed to be now?» Die Künstlerin schreibt zu diesem Ölportrait einer Freundin, die unter Alzheimer leidet: «Meine Freundin wurde oft ängstlich und unruhig. Dann stand sie immer auf und ging ein paar Schritte weg, schaute sich um, horchte, dann setzte sie sich wieder. Deshalb habe ich zwei Personen gemalt.» (im Besitz von Ralph W. Richter).

7.1 Verhaltensstörungen

Neuropsychiatrische oder nichtkognitive Symptome, auch **Verhaltensstörungen** genannt, sind häufig bei Alzheimer-Patienten. Es handelt sich dabei um Sekundärsymptome der degenerativen Prozesse im Gehirn, die aus der komplexen Interaktion zwischen Hirnkrankheit, prämorbider Persönlichkeit sowie interpersoneller und psychosozialer Situation resultieren. Die pathophysiologische Grundlage dieser Symptome, die zu erheblichen Belastungen auf Seiten der Betreuungspersonen führen, liegt weitgehend noch im Dunkeln. Bestimmte biochemische Vorgänge im Gehirn dürften jedoch neben strukturellen Veränderungen und Neuronenverlusten eine wichtige Rolle spielen.

Praktisch jeder Alzheimer-Patient (70 bis 90% nach Angaben in der Literatur) entwickelt früher oder später im Verlauf der Erkrankung nichtkognitive Symptome, die sich grob in vier Gruppen unterteilen lassen:

- **Ideationsstörungen** (Wahnvorstellungen, Argwohn)
- **Perzeptionsstörungen** (Illusionen, Halluzinationen)
- **vegetative Funktionsstörungen** und **Störungen der Stimmungslage** (Schlaf-Wach-Rhythmus, Appetitveränderungen, Depression)
- **Störungen der Exekutivfunktionen** (Apathie, Reizbarkeit, Enthemmung, Unruhe und Herumirren, Herumstöbern, Hamstern, funktionelle Inkontinenz).

In der Praxis am häufigsten anzutreffen sind beispielsweise Apathie, Aggression und Agitation, Ängstlichkeit und Depression (**Tab. 7-1**). In der Regel lässt sich bei psychotischen Patienten ein schnellerer Verlust der kognitiven Fähigkeiten beobachten. Insofern haben diese Phänomene, vor allem wenn sie unerkannt und unbehandelt bleiben, prognostische Relevanz.

Geschlechtsspezifisches Verhalten

Hinsichtlich der Ausdrucksmuster von Verhaltensproblemen scheinen sich Frauen und Männer im Rahmen der Alzheimer-Krankheit zu unterscheiden. Nach Berichten in der Literatur verhalten sich Frauen eher zurückgezogen, einsiedlerisch und emotional labil, während Männer stärker zu psychomotorischen Veränderungen und aggressivem Verhalten neigen. Auch unangemessenes sexuelles Verhalten wird bei männlichen Patienten häufiger dokumentiert als bei weiblichen. Die Gründe für diese geschlechtsspezifischen Unterschiede sind noch nicht klar. Inwieweit hormonelle Einflüsse und strukturelle Unterschiede im Gehirn Einfluss auf die entsprechende Vulnerabilität nehmen, ist Gegenstand der aktuellen Forschung.

Tabelle 7-1: Häufigkeit nicht-kognitiver neuropsychiatrischer Symptome bei Alzheimer-Kranken.

Apathie	50–72%
Aggression/Agitation	50–60%
Furcht/Ängstlichkeit	35–48%
Depression	40–48%
Reizbarkeit	30–45%
Enthemmung	30–40%
Wahnvorstellungen	25–40%
Nächtliches Herumirren	20–25%
Halluzinationen	5–15%

Die berichteten Unterschiede könnten durchaus therapeutische Implikationen haben. Erste Studien auf diesem Gebiet lassen beispielsweise eine bessere Therapieantwort von agitierten Frauen auf Antidepressiva erkennen. Für allgemeine Behandlungsempfehlungen ist es jedoch noch zu früh.

Management nichtkognitiver Störungen

Verhaltensstörungen sind es auch, die in den meisten Fällen die **Einweisung in ein Pflegeheim** von bis dahin zuhause versorgten Patienten begründen, weil die Belastung für die Betreuenden unerträglich wird. Ein gutes Management der neuropsychiatrischen Symptome durch den Hausarzt hat deshalb oberste Priorität. Das beinhaltet nicht nur die medikamentöse Therapie, sondern auch die Frage, wie es dazu kam. Psychotische Symptome haben meistens einen Grund, und es ist wichtig, Betreuung und Umfeld eines Patienten zu analysieren, um die möglichen Ursachen der Verhaltensauffälligkeit zu finden. Wenn ein Patient beispielsweise wiederholt schreit oder «Hilfe» ruft, weil er sich verbal nicht mehr anders äußern kann, deutet das auf **Schmerzen** hin. In einem solchen Fall muss nach der Ursache möglicher Schmerzen gesucht werden: Harninfektion, Zahnschmerzen, Muskelkrämpfe, Arthroseschmerzen oder auch Frakturen können ebenso die Auslöser sein wie ein Hühnerauge oder ein eingewachsener Zehennagel.

Wesentlicher Aspekt bei der Behandlung von Verhaltensstörungen ist die **Lebensqualität**. Es muss stets ein ausgeglichenes Verhältnis gefunden werden zwischen dem, was der Patient braucht, und dem, was der Betreuende ertragen kann. Das bezieht sich nicht nur auf die Bekämpfung der unerwünschten Symptome, sondern auch auf die Nebenwirkungen, die die Therapie verursacht.

Das Management von nichtkognitiven Störungen lässt sich durch eine Reihe von Fragen erleichtern, die zu Beginn gestellt werden:

- Welche Symptome liegen vor? Handelt es sich um behandelbare psychiatrische Symptome wie Depression, Delirium oder Angst?
- Wo, wann und in welchem Kontext treten die Symptome auf? Bei der Körperpflege, beim Baden? Wenn der Patient essen soll oder der Fernseher zu laut ist? Hier sind Psychopharmaka zumeist fehl am Platz.
- Welche Medikamente nimmt der Patient ein, welche Begleitkrankheiten liegen vor? Bestimmte Arzneistoffe können Agitation auslösen (Benzodiazepine), Akathisie (Neuroleptika, SSRI); ein Delirium kann aus einer okkulten Infektion resultieren, Harninkontinenz als Folge einer Diuretikatherapie.
- Wie oft sind die Symptome, wie lange halten sie an? Sind es jeweils nur kurze Episoden ohne Gefährdungspotenzial einmal in der Woche, dann ist eine regelmäßige Psychopharmakagabe sicher nicht indiziert.
- Gefährden oder belasten die Symptome den Patienten, die Betreuungsperson oder Dritte? In einem solchen Fall ist die medikamentöse Therapie indiziert, oder, wenn es keine andere Möglichkeit gibt, muss der Patient vorübergehend physisch unter Kontrolle gehalten oder unter Umständen eingeschlossen werden.

Evaluation der Verhaltenssymptome

Verschiedene Testinstrumente stehen für die systematische Erfassung und Evaluierung neuropsychiatrischer Symptome zur Verfügung. Es würde zu weit führen, sie hier vollständig und im Detail vorzustellen. Geeignet für die Anwendung in der Praxis beim Hausarzt erscheint unter anderem das relativ kurz gefasste «Neuropsychiatric Inventory» (NPI), das entwickelt wurde, um die vorhandenen Symptome, ihre Häufigkeit und Schwere zu erfassen. Das NPI erhebt zwölf Verhaltensmuster, unter anderem Agitation, Halluzination, Depression, Apathie, Enthemmung und Essstörung. Die Punktzahl liegt zwischen 1 und 144. Ein recht geeigneter kurzer Test ist die «Brief Agitation Rating Scale» (BARS) mit einer Testdauer von nur fünf Minuten; der Fragebogen wird von der Betreuungsperson ausgefüllt. Nur etwa eine Minute benötigt man für die Beantwortung der Fragen der «Pittsburgh Agitation Scale» (PAS), ebenfalls ein für die Praxis geeigneter Test zur Erfassung von Agitation und aggressivem Verhalten.

In klinischen Studien kommen häufig die BEHAVE-AD-Skala zum Einsatz (Testdauer: 20 bis 30 Minuten) sowie das Cohen-Mansfield Agitation Inventory (CMAI) mit einer Subskala für agitiertes Verhalten (Testdauer 10 bis 15 Minuten).

7.2 Medikamentöse Behandlung neuropsychiatrischer Symptome

Dem Beginn der medikamentösen Behandlung von neuropsychiatrischen Symptomen gehen die Erhebung der Krankengeschichte und die körperliche Untersuchung voraus. Eine vollständige Anamnese bezüglich der Medikamente darf nicht fehlen. Basierend auf den so gewonnenen Informationen wird das **Zielsymptom** definiert und die geeignete Therapie ausgewählt (vgl. Tab. 7-2). Eine teilweise Therapieantwort ist vielfach ausreichend; die vollständige Beseitigung der unerwünschten Symptome könnte leicht mit unakzeptablen Nebenwirkungen einhergehen.

Die gewählten Wirkstoffe sollten zu Beginn maximal in der halben Erwachsenendosis eingesetzt und bei guter Verträglichkeit langsam gesteigert werden, bis eine ausreichende Wirksamkeit erreicht ist. Interaktionen mit anderen Arzneimitteln sollten möglichst vermieden werden. Nicht (mehr) notwendige Medikamente sind abzusetzen.

Der behandelnde Arzt muss darauf achten, dass die Betreuungsperson in der Lage ist, dem Patienten die verordneten Medikamente vorschriftsmäßig und regelmäßig zu verabreichen. Entsprechende Instruktionen erfolgen am besten schriftlich nach mündlicher Erklärung.

Argwohn, Wahnvorstellungen und Halluzinationen

Paranoid-halluzinatorische Störungen sind relativ häufig bei Alzheimer-Demenz und können in jedem Stadium auftreten oder auch den Gedächt-

Tabelle 7-2: Pharmakologisches Management von neuropsychiatrischen Symptomen bei Alzheimer-Krankheit.

Symptom	Medikamente	Cave
Depression	SSRI	Vorsicht mit Trizyklika
Angst	Bezodiazepine (kurzwirkend) Buspiron SSRI	langwirkende vermeiden Sturzgefahr bei Sedierung
Unruhe	Neuroleptika (v. a. atypische) Antikonvulsiva Benzodiazepine (gut steuerbare)	extrapyramidale Symptome
Psychosen	atypische Neuroleptika	extrapyramidale Symptome, Sedierung, Sturzrisiko
Schlafstörung	Hypnotika Trazodon	Benzodiazepine vermeiden

Tabelle 7-3: Gängige Wahnsymptome bei Alzheimer-Patienten.

- Diebstahl oder Unterschlagung
- Untreue des Ehepartners/Eifersuchtswahn
- Abhöranlage im Haus/Verfolgungswahn
- Ein Fremder sitzt am Tisch oder ein Kind versteckt sich unter dem Bett
- Wahnhafte Unterhaltung mit einem Verstorbenen
- Das Heim ist nicht das eigene
- Vom Betreuer verlassen werden

Tabelle 7-4: Ausgewählte Neuroleptika und andere Medikamente für die antipsychotische Behandlung bei Alzheimer-Patienten.

Wirkstoff	Handelsname	Dosierung in der Geriatrie (mg pro Tag)
Neuroleptika		
Haloperidol	Haldol®	0,25–6
Pipamperon	Dipiperon®	20–60
Clozapin	Clozaril®	6,25–25
Risperidon	Risperdal®	0,5–1,5
Olanzapin	Zyprexa®	2,5–10
Quetiapin	Seroquel®	25–400
Andere		
Carbamazepin	Tegretol®	100–200
Trazodon	Trittico ®	25–400
Buspiron	Buspar®	15–45
Lorazepam	Temesta®	0,5–2

nisproblemen vorausgehen. Bedeutung erhalten Wahnideen jedoch im mittleren und späteren Stadium. Die Kranken klagen über angeblichen Diebstahl, beschuldigen die Ehefrau der Untreue oder fühlen sich verlassen oder verfolgt (**Tab. 7-3**). Patienten mit Wahnideen zeigen meistens ein stärker gestörtes Verhalten als solche Patienten ohne dieses Phänomen. Sie können folglich besonders aggressiv sein, furchtsamer oder rastloser. Wahnvorstellungen bilden den Hauptgrund für die Einweisung von Alzheimer-Patienten in ein Pflegeheim.

Visuelle Halluzinationen treten meistens im mittleren Stadium auf. Solange sich der Patient nicht davor fürchtet, können sie unbehandelt bleiben. Halluzinationen sind mit 15 bis 20% seltener als Wahnvorstellungen. Die

Episoden basieren in der Regel auf Erlebnissen oder Ereignissen aus der individuellen Vergangenheit. Kinder spielen angeblich vor dem Haus (wie früher), oder eine ehemalige Reiterin sieht Pferde auf dem Rasen vor dem Fenster grasen.

Bei dieser Gruppe von psychotischen Symptomen erweisen sich Neuroleptika als günstig **(Tab. 7-4)**. Bei den älteren Wirkstoffen, wie Haloperidol, besteht allerdings die Gefahr extrapyramidaler Nebenwirkungen. Atypischen Neuroleptika ist deshalb der Vorzug zu geben, besonders wenn eine Lewy-Körper-Krankheit vorliegt.

Agitiertheit, Unruhezustände

Unruhezustände kommen sehr häufig bei Alzheimer-Patienten vor, hauptsächlich bei fortgeschrittener Erkrankung. Unabhängig von allen anderen

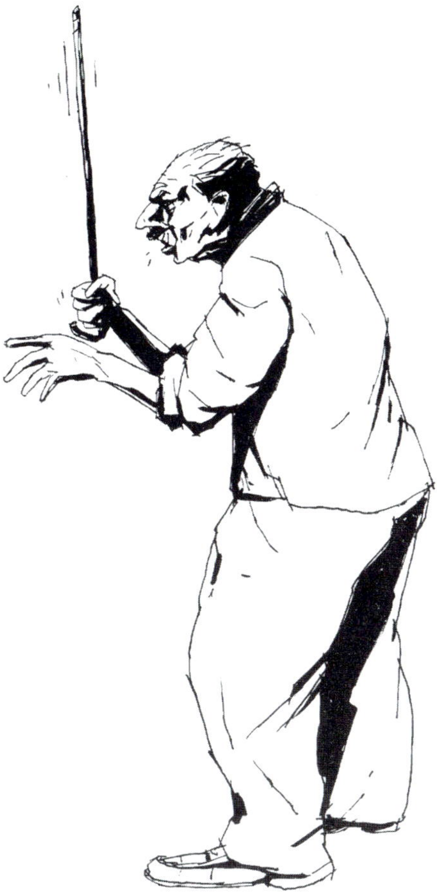

Abbildung 7-2: Abwehr und aggressives Verhalten treten nicht selten im Verlauf der Alzheimer-Krankheit in Erscheinung. In diesen Fällen sind von den Betreuungspersonen besonders geschicktes Verhalten und Einfühlungsvermögen gefordert. Vorrangig ist es, den möglichen Ursachen der Verhaltensstörung auf den Grund zu gehen (Illustration aus: Sonnweid Campus [Hrsg.]: Gedanken, wie Blätter im Wind. Leitfaden für die Betreuung verwirrter Menschen. 1998, S. 135).

Verhaltensstörungen kann Agitiertheit auftreten, und besonders bei männlichen Patienten ist sie nicht immer leicht zu behandeln. Auf extreme Unruhezustände folgt nicht selten eine rapide physische Verschlechterung, die das Finalstadium der Alzheimer-Krankheit einleitet.

Zu den typischen Verhaltensweisen bei **Agitiertheit** zählen Schlagen, Kneifen, Beißen, Zerren und Stoßen **(Abb. 7-2)**. Andere Patienten irren umher, machen Lärm, sind verbal aggressiv, schreien, entkleiden sich, meckern und verlangen ständig nach Aufmerksamkeit. Durch derartiges Verhalten sind die Betreuungspersonen von Alzheimer-Kranken in der Regel besonders überfordert. Die Behandlung dieser Symptome muss daher schnell und effektiv erfolgen.

Mittel der ersten Wahl sind Neuroleptika; Haloperidol ist aufgrund seiner geringen Toxizität noch immer Mittel der ersten Wahl. Verschiedene andere Medikamentengruppen werden immer wieder in diesen Situationen ausprobiert: Antikonvulsiva wie Carbamazepin gehören ebenso dazu wie selektive Serotonin-Wiederaufnahmehemmer (SSRI) oder Trazodon. Bei Anwendung von Antidepressiva kann die Gefahr der Sedierung und orthostatischen Hypotonie gegeben sein; der Patient muss also gut überwacht werden, damit Stürze vermieden werden können.

Zuweilen helfen auch einfache beruhigende Worte wie: Kann ich Ihnen helfen? Sie sind doch sicher hier. Es tut mir leid, dass Sie sich so aufgeregt haben. Ich weiß, es ist nicht einfach für Sie. Ist bin hier, um Ihnen zu helfen.

Angstsymptome

Viele Alzheimer-Patienten werden frühzeitig furchtsam und überängstlich. Sie entwickeln Schlafstörungen, verlieren den Appetit (und Gewicht) und neigen zur Depression **(Tab. 7-5)**. Sind die Betroffenen überaktiv, erregt und haben sie Muskelspannungen, können sich Benzodiazepine als günstig erweisen **(Tab. 7-6)**. Ihr Einsatz muss allerdings sorgfältig überlegt werden, da diese Medikamente bei längerer Anwendung abhängig machen. Zudem können sie stark sedieren sowie Ataxie oder auch Enthemmung verursachen.

Depression

Alzheimer-Patienten neigen zu Traurigkeit und Verzweiflung und zeigen häufig Symptome einer Depression. Oft wird jedoch von den Betreuenden Apathie mit Depression verwechselt. Ein wesentlicher Unterschied: Nichtdepressive Patienten machen mit, wenn sie allein oder in Gruppen zur Aktivität motiviert werden, und sie genießen diese zumeist, während Patienten mit Depressionen an keinerlei Vergnügungen Spaß haben und eher passiv bleiben. Der Alzheimer-Patient mit Depression wacht frühmorgens auf und findet nicht mehr in den Schlaf zurück. Gegen Abend wird seine Stimmung in der Regel besser. Der depressive Patient hat ein stark eingeschränktes Selbstwertgefühl, möchte oft nicht mehr leben und empfindet sich vielfach als Last.

Tabelle 7-5: Angstsymptome bei Alzheimer-Kranken.

Motorik: Zittern, Muskelschmerzen (durch Anspannung/Verkrampfung), Unruhe
Autonome Zeichen: Tachykardie, Hypertonie, Schwitzen
Furcht: extremes Sorgen, Erwartung von Unglück/Schicksalsschlägen
Übererregung: schlechte Konzentration, leichtes Erschrecken
Phobien: Angst vor Dunkelheit, vor dem Baden, vor Menschenansammlungen

Tabelle 7-6: Medikamente zur Behandlung von Angstsymptomen bei Alzheimer-Kranken.

Wirkstoff	Handelsname	Dosierung	Kommentar
Lorazepam	Temesta®	0,5–2 mg	Halbwertszeit 6–20 Stunden wenige aktive Metaboliten
Oxazepam	Seresta®	15–60 mg	Halbwertszeit 4–8 Stunden wenige aktive Metaboliten
Buspiron	Buspar®	15 –45 mg	minimal sedierend

Depression erfordert auch beim Alzheimer-Kranken rasche Behandlung, insbesondere bei Suizidalität, auffälligem Gewichtsverlust oder deutlicher Dehydrierung. Therapie der Wahl in einer solchen kritischen Situation ist in den USA nach wie vor der Elektroschock. In Europa wird vorzugsweise medikamentös behandelt. Hier bieten sich wegen ihrer geringen Toxizität SSRI als Mittel der ersten Wahl an, zum Beispiel Fluoxetin, Sertralin, Paroxetin und Citalopram (**Tab. 7-7**). Sie entfalten so gut wie keine anticholinergen, antihistaminergen oder antiadrenergen Effekte.

Um Rezidive zu vermeiden, sollte die antidepressive Therapie auch beim Alzheimer-Patienten über etwa sechs Monate in der Dosis beibehalten werden, die sich als wirksam erwiesen hat. Das Absetzen der Medikation muss schrittweise über mehrere Wochen oder Monate erfolgen. Bei Patienten mit Depression in der Anamnese sollte kontinuierlich weiterbehandelt werden.

Schlafstörungen

Demenzielle Erkrankungen gehen häufig mit Schlafstörungen und Veränderungen des Tag-Nacht-Rhythmus einher, speziell in den fortgeschritteneren Stadien. Hier kann es zur vollständigen **Tag-Nacht-Umkehr** kommen. Differenzialdiagnostisch müssen verschiedene andere Ursachen ausgeschlossen werden, wie beispielsweise Kaffeetrinken am Abend (**Tab. 7-8**).

Tabelle 7-7: Ausgewählte Antidepressiva zum Einsatz bei Alzheimer-Patienten.

Wirkstoff	Handelsname	Dosierung in der Geriatrie (mg pro Tag)
Citalopram	Seropram®	20–40
Fluoxetin	Fluctine®	20–40
Fluvoxamin	Floxyfral®	100–300
Mirtazepin	Remeron®	15–30
Paroxetin	Deroxat®	10–40
Sertralin	Zoloft®	50–100
Venlafaxin	Effexor®	37,5–225
Mianserin	Tolvon®	30–60
Nefazodon	Nefadar®	200–600
Nortriptylin	Nortrilen®	50–100

Tabelle 7-8: Mögliche Ursachen von Schlafstörungen bei älteren Menschen.

- Depression, Kummer/Gram
- Toleranz gegenüber Sedativa/Hypnotika
- Chronischer Gebrauch von Stimulanzien
- Späte Einnahme von Levodopa
- Später Kaffeegenuss (Koffein)
- Chronischer Alkoholabusus
- Schlafapnoe-Syndrom

Mittel der ersten Wahl für die Therapie sind sedierende Neuroleptika, Trazodon (Trittico®), Hypnotika (Nicht-Benzodiazepine) wie Zolpidem (Stilnox®) oder Zopiclon (Imovane®) sowie kurz wirkende Benzodiazepin-Derivate, wie Lorazepam (Temesta®).

Sexuelle Aktivität

Ältere Menschen, besonders Demenzkranke, verkümmern in Bezug auf ihre sexuellen Bedürfnisse, da sie wenig Gelegenheit für Körperkontakte haben, vor allem wenn sie allein leben. Es ist bekannt, dass die liebevolle Berührung therapeutische Qualität hat und dazu beiträgt, Ängste abzubauen. Sexualität umfasst die Bedürfnisse nach Liebe, Wärme, Austausch, Nähe und Intimität.

Demenz verursacht eine Reihe von Veränderungen im sexuellen und intimen Verhalten. Auf der einen Seite gibt es Patienten, die konstant von ihrer Partnerin/ihrem Partner umarmt und gehalten werden möchten, den Liebesakt aber nicht mehr vollziehen wollen oder können. Das erzeugt unter Umständen Enttäuschung und Frustration beim Partner. Auf der anderen Seite gibt es verzweifelt liebeshungrige Patienten, die beispielsweise in voller Bekleidung in die Betten anderer Pflegeheimbewohner gehen und diesen Furcht einjagen. Andere wiederum entkleiden sich in der Öffentlichkeit und masturbieren oder nähern sich Mitbewohnern oder dem Pflegepersonal in deutlicher Art und Weise.

All dies sind Verhaltensweisen, die von der Gesellschaft als unangemessen und unpassend betrachtet werden. Eine «Heilung» gibt es nicht, lediglich Ablenkung und Unterdrückung des sexuellen Bedürfnisses sind die Möglichkeiten zur Bewältigung der heiklen Problematik. Nicht selten hilft eine leichte liebevolle Armberührung, ein warmer Händedruck oder eine beschützende Umarmung, um auf Seiten des Patienten die aufgestaute Spannung abzubauen. Nicht Ablehnung und Zurechtweisung sind die geeigneten Mittel, sondern Nachsicht und Verständnis, um diesen an zwischenmenschlichen Beziehungen verarmten Menschen in ihrer emotionalen Not zu helfen.

Es werden verschiedene Muster beobachtet, wie sich sexuelle Empfindungen und Bedürfnisse bei Alzheimer-Kranken ausdrücken. Ein Teil der Patienten zeigt vorübergehende Perioden gesteigerter sexueller Aktivität oder Phasen unangemessenen aggressiven sexuellen Verhaltens. Die Mehrzahl der Patienten zeigt jedoch reduziertes sexuelles Interesse infolge Libidoverlusts.

Bei persistierendem unangemessenem Verhalten von männlichen Alzheimer-Patienten kann mit gutem Erfolg Medroxyprogesteron (100 bis 150 mg intramuskulär jede zweite Woche; Depo-Provera®) zur Dämpfung zum Einsatz kommen.

7.3 Nichtpharmakologische Maßnahmen bei Verhaltensauffälligkeiten

Vielfach genügt es bereits, die Umgebung zu verändern, um einem Patienten die Unruhe oder die Angst zu nehmen (vgl. **Tab. 7-9**). Gegen Apathie und nächtliche Schlafprobleme bieten sich strukturierte vergnügliche Tagesaktivitäten an, wie Wandergruppen, Tanzen, Malen, Musizieren, Spielen. Alle Maßnahmen und Angebote sollten jedoch auf freiwilliger Basis sein und das Ziel haben, die Lebensfreude der Patienten zu erhalten und die Lebensqualität zu verbessern. Verschiedene Vorschläge sind in **Tabelle 7-10** aufgeführt.

Viele Verhaltensauffälligkeiten lassen sich durch relativ einfache «Gegenmaßnahmen» sozusagen im Keim ersticken oder ausräumen, ohne damit in

Tabelle 7-9: Nicht-pharmakologische Maßnahmen bei Verhaltensproblemen.

Symptom	Maßnahme
Depression	Zur Aktivität motivieren, angemessene Stimulation und Ernährung
Angst	Beruhigende Umgebung, Sicherheit und Geborgenheit vermitteln, Erinnerungsstücke verteilen
Unruhe	Entstehungsgeschichte ermitteln, Schmerzen ausschließen
Psychosen	Lärmquellen ausschalten, gute Beleuchtung, um Schattenbildung zu limitieren
Schlafprobleme	Für ausreichende Bewegung während des Tages sorgen, Nickerchen limitieren, keine Koffein-haltigen Getränke am Abend, Gefühl der Wärme und Sicherheit während der Nacht vermitteln

Tabelle 7-10: Allgemeine nicht-pharmakologische Maßnahmen zur Linderung von Verhaltensstörungen.

Zustimmen und Ablenken. Wenn jemand sich bestohlen oder bedroht fühlt, zustimmen: Das finden wir später, oder: Wir beschützen Sie. Dann nimmt man ein Album zur Hand und blättert gemeinsam in alten Fotos.

Musik zur Beruhigung. Das wiederholte Abspielen alter Musikstücke und Lieder aus der Jugendzeit der Patienten wirkt beruhigend; gleichzeitig werden dadurch die Sinne angeregt.

Reminiszenz. Die Patienten durch gezieltes Fragen zurückführen in «gute alte Zeiten». Wer beispielsweise auf einem Bauernhof aufgewachsen ist, denkt oft gerne daran zurück und kramt erfreut in den guten Erinnerungen. Auch alte Filme setzen die Patienten zurück in bessere Zeiten. Heinz Rühmann oder Heinz Ehrhard dürften eine traurige Stimmung deutlich heben.

irgendeiner Weise den Patienten zu verletzen. Es handelt sich zumeist um einfache, kleine Tricks, die jedoch für die Betreuenden große Wirkung haben können. In **Tabelle 7-11** sind einige typische Situationen skizziert.

7.4 Warum werden Alzheimer-Kranke verhaltensauffällig?

Infolge der Demenz können Patienten mit Alzheimer-Krankheit ihre Probleme, Bedürfnisse und Wünsche nicht mehr für andere verständlich formulieren oder anderweitig zum Ausdruck bringen. Die sprachliche und in-

Tabelle 7-11: Einfache Gegenmaßnahmen bei typischen Verhaltensproblemen.

Patienten-Verhalten	Gegenmaßnahmen
Mangelnde Entscheidungsfähigkeit	Wahlmöglichkeiten beschränken
Schlechtes Gedächtnis	Notizzettel anbieten, Tageskalender zum umblättern; Liste mit Namen und Telefonnummern an strategischen Orten bereitlegen
Apathie	Stimulierende Aktivitäten anbieten, die der Patient noch beherrscht und die ihm Erfolgserlebnisse ermöglichen
Umzugsstress	Bei Tageslicht umziehen; Memorabilia/Erinnerungsstücke von Zuhause mitnehmen (z. B. Lieblingssessel, Fotos, Bücher)
«Sun-Downing»	Bewegung am Tage, so dass der Patient zur Schlafenszeit müde ist; Umgebung lärmarm und sicher gestalten
Umherwandern/ Ruhelosigkeit	Ausreichende Bewegung am Tage, sichere Umgebung, die Bewegung zulässt; Unterhaltung offerieren, die vor Langeweile schützt (z. B. alte Filme, Fotoalben, Stammtisch, Wandergruppe)
Essensverweigerung	Ablenkung beim Essen reduzieren; Nahrung bieten, die ohne Besteck, mit den Fingern gegessen werden kann; keine zu heißen Mahlzeiten servieren; Gebisszustand und Mundhöhle kontrollieren; Zwischenmahlzeiten bereithalten und anbieten, damit ausreichende Ernährung gesichert ist

tellektuelle Kommunikation kommt zum Erliegen. Erhalten bleiben in der Regel jedoch die **Emotionen**. Bei Alzheimer-Kranken als gestört oder auffällig bezeichnetes Verhalten ist gewöhnlich emotionelles Verhalten und als solches zu interpretieren.

Fühlt sich der Kranke hilflos oder verzweifelt, weint er. Fühlt er sich einsam, zieht er sich zurück, wird traurig und verschließt sich. Hat er Hunger oder Schmerzen, schreit er vielleicht. Fühlt er sich schlecht behandelt, wird er aggressiv oder schlägt um sich. Ängstigt ihn etwas, wird er unruhig und irrt umher, dringt in andere Zimmer ein. Hat er sexuelle Bedürfnisse, versucht er, diese zu befriedigen. Mit anderen Worten: Der Kranke verliert die intellektuelle Kontrolle über seine Handlungen ebenso wie die Fähigkeit zur Rationalisierung von Emotionen. Als Folge treten Affekte unkontrolliert und unbewusst in Erscheinung. Das Erleben und die Reaktion auf das Erlebte sind ungefiltert, direkt und – da nicht mehr der Norm entsprechend – unnormal und für andere störend.

Verhaltensauffälligkeiten bei Alzheimer-Kranken haben verschiedene Dimensionen:

- die materielle Dimension (geprägt durch Umgebung, Außenreize, Atmosphäre)
- die soziale Dimension (geprägt durch die persönliche Biografie und die Lebenserfahrungen eines Menschen; die Kranken spüren, inwieweit sie als Objekt oder als Mensch wahrgenommen werden)
- die physische Dimension (geprägt durch Befindlichkeit, Sekundärsymptome, Einbußen der Funktion der Sinnesorgane, Körperfunktionen)
- die psychische Dimension (geprägt durch den Verlust der Rationalisierungsfähigkeit und Affektkontrolle).

Das Wissen um diese Zusammenhänge erleichtert entschieden den verständnisvollen Umgang mit Demenzpatienten.

8 Der Patient muss mit der Diagnose leben

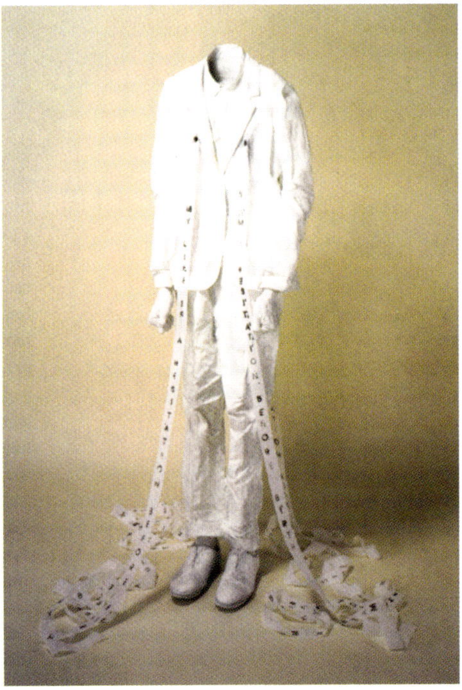

Abbildung 8-1: Lesley Dill: «Word Through» (1999). Der Verlust des Kopfes erlaubt es dem Betrachter, diese «Gestalt» aus unregelmäßig weiß angestrichenem Aluminium metaphorisch für sich selbst in Besitz zu nehmen. Es kann jedermann treffen. Die Worte fallen durch, weil der Kopf nicht mehr da ist, sie zu sortieren – der Kopf ist austauschbar, weil die Kommunikation nicht mehr individuell deutbar ist. Die zur Faust geballten Hände sind als letztes Ausdrucksmittel verblieben (Copyright: Dwight Hackett Projects, Santa Fe; Reproduktion mit freundlicher Genehmigung).

8.1 Sind sich Alzheimer-Kranke ihrer Ausfälle bewusst?

Patienten mit Alzheimer-Krankheit scheinen sich oft nicht ihrer zum Teil ausgeprägten kognitiven Dysfunktion bewusst zu sein – oder aber sie sind uneinsichtig und neigen dazu, selbst deutlichste Symptome zu bagatellisieren. In der klassischen neurologischen Terminologie wird diese Art von Uneinsichtigkeit mit dem Begriff **Anosognosie** bezeichnet. Heutzutage werden unter diesem Begriff synonym auch die Verdrängung und Leugnung der Krankheit subsumiert.

Der Arzt kann sich durch geschickte Fragestellung in der Regel rasch einen Eindruck über Verdrängung und Uneinsichtigkeit eines Patienten verschaffen. Die Antworten des Patienten auf zwei Standardfragen erlauben ein erstes Assessment:

- «Ist mit Ihrem Gedächtnis irgendetwas nicht in Ordnung?»
- «Sind Sie in der Lage, sicher Auto zu fahren?»

Stehen die Antworten im krassen Widerspruch zu den Klagen der Angehörigen des betreffenden Patienten, kann eine weiter gehende neuropsychologische Abklärung erwogen werden.

In nahezu allen klinischen Studien zeigen Alzheimer-Patienten – als Gruppe betrachtet – ein gewisses Maß an Unterschätzung ihrer Ausfälle. Nur wenige Patienten, vornehmlich diejenigen im Stadium der leichten kognitiven Beeinträchtigung, erkennen die zunehmenden Ausfälle per se an, messen ihnen jedoch (zu) geringe Bedeutung für das Alltagsleben bei.

Wodurch erklärt sich dieser häufige Befund der Uneinsichtigkeit? Experten auf diesem Gebiet erklären die mangelnde Einsicht mit den pathologischen Veränderungen in spezifischen kognitiven Bereichen im Rahmen der Demenzerkrankung. Bei den von Anosognosie Betroffenen gehen sie von einer Unterbrechung multipler kognitiver Prozesse aus – von denen das Gedächtnis nur einen darstellt. Vor allem dann, wenn der Frontallappen in das Geschehen involviert ist, zeigen die Patienten dieses Phänomen.

Während die Krankheitsverdrängung das Leben der Patienten zu erleichtern scheint, wird dadurch die Situation der Angehörigen ganz enorm erschwert. Ob und welche klinischen Implikationen die Anosognosie hat, ist bis heute noch nicht erforscht worden.

8.2 Wohlbefinden und soziale Integration

Mit der offiziellen Bestätigung der Diagnose «Alzheimer-Krankheit» durch den Arzt beginnt für den Patienten und seine Angehörigen ein unendlich beschwerlicher neuer und letzter Lebensabschnitt sowie zu Beginn ein wahres **Wechselbad der Gefühle**. Die Empfindungen, die ein Patient nach der Eröffnung der Diagnose «Alzheimer-Krankheit» durchlebt, sind vielfältig und reichen von Wut und Frustration zu tiefer Depression, Ratlosigkeit und Verzweiflung **(Tab. 8-1)**. Nicht selten schon vor der ersten Arztkonsultation, meistens aber nach Eröffnung der Diagnose stellen sich beim Patienten bis dahin nie oder nur selten erlebte Gefühle ein **(Tab. 8-2)**. Es ist wichtig, dass der Betroffene diese Gefühle mit jemandem teilen kann, der damit Erfahrung hat.

Allerdings bringt die definitive Benennung der vermeintlichen «Vergesslichkeit» als Demenz auch eine gewisse **Entlastung**: Endlich darf offen über

Tabelle 8-1: Der Patient nach Erhalt der Diagnose: im Wechselbad der Empfindungen.

- Warum gerade ich?
- Verdrängung: Das kann nicht sein!
- Frustration darüber, dass es keine Heilung gibt.
- Angst vor der Zukunft für sich und die Familie.
- Angst, die Arbeitsstelle zu verlieren.
- Angst, Freunde und Familie zu verlieren; Angst vor Isolation.
- Angst vor Abschiebung ins Pflegeheim.
- Angst vor Verlust der Selbstbestimmung.
- Angst davor, sich nicht mehr verständlich machen zu können.

Tabelle 8-2: Veränderte Gefühlswelt – normale Gefühle.

- Ich mache mir viel mehr Sorgen als sonst, bin viel ängstlicher als früher.
- Manchmal glaube ich, ich werde verrückt.
- Es gibt Zeiten, da habe ich ganz schlechte Laune.
- Manchmal bin ich so verärgert und böse auf alle.
- Jetzt bin ich oft so traurig.
- Wenn ich etwas falsch mache, fühle ich mich so schlecht, ein totaler Versager.
- Oft fühle ich mich so einsam und verlassen, weil die meisten Menschen in meiner Umgebung nicht verstehen, was ich durchmache.
- Es fällt mir schwer, um Hilfe zu bitten; ich fühle mich dann so schuldig, weil ich die einfachsten Dinge nicht mehr fertigbringe.

die störenden Veränderungen gesprochen werden, da es sich ja um eine Krankheit handelt. Die Probleme haben nun einen Namen, und Ehepartner, Verwandte, Freunde und Bekannte sind bereit, die zutage getretenen Ausfälle des Patienten zu entschuldigen. Insgesamt also kann sich eine höchst gespannte Situation mit der Benennung der Leistungsbeeinträchtigung deutlich entspannen.

Die **soziale Dimension** der Alzheimer-Krankheit ist nicht zu unterschätzen. Hieraus ergibt sich gewöhnlich die primäre psychische Belastung des betroffenen Demenzkranken. Bedeutung, Ansehen und Rolle eines Menschen in der modernen westlichen Gesellschaft werden vor allem im sozialen Kontakt vollzogen; die «Nützlichkeit» eines Menschen wird durch Verstand, Beruf, Leistung und Leistungsfähigkeit erklärt. Personen mit kognitiver Beeinträchtigung werden von der Gesellschaft als nicht normal, folglich nicht vollwertig, betrachtet und behandelt.

Diese soziokulturelle Einstellung ist naturgemäß auch im Patienten verankert. Alzheimer-Patienten nehmen den Verlust ihrer kognitiven Fähigkeiten gewöhnlich sehr frühzeitig wahr oder erahnen es zumindest. Es ist also nicht verwunderlich, wenn sie mit massiver Angst und schambedingtem sozialem Rückzug reagieren. Den drohenden Zerfall innerer und äußerer Strukturen ihrer Person und ihrer Persönlichkeit haben sie als existenzielle Bedrohung von Beginn an vor Augen. Die Angst vor Würdeverlust und Bevormundung, Abschiebung und Ausgeliefertsein kommt hinzu. Nicht wenige der Verhaltensstörungen, die bei Alzheimer-Kranken auftreten, aber insbesondere Depressionen, haben hier ihre weniger biologische als vielmehr soziale Ursache. Wichtigste Aufgabe von Familienangehörigen und Betreuungspersonen in diesen Situationen ist es, eine Atmosphäre des Wohlbefindens und der emotionalen Sicherheit für den Patienten zu schaffen.

Wohlbefinden erleichtert das Dasein aller Beteiligten

Worauf stützt sich das Wohlbefinden eines Alzheimer-Kranken? Wichtigstes Element ist die Art und Weise, wie mit dem Patienten umgegangen wird, welche Gefühle ihm vermittelt werden. Dabei geht es vorrangig um eine Stärkung oder Wiederbelebung des **Selbstwertgefühls** und des **Selbstvertrauens**. Ein Patient, der das Gefühl hat, (noch) etwas wert zu sein und etwas tun zu können, wird seltener durch destruktive Verhaltensweisen auffallen als jemand, der keinerlei positive Personenarbeit durch seine Umgebung erfährt.

Wie gestaltet sich solche positive Personenarbeit einem Alzheimer-Kranken gegenüber? Therapeut und Betreuungsperson müssen die Person im Patienten anerkennen und nicht nur die Demenz. Sie müssen die Gefühle des Kranken respektieren und selber ehrlich und aufrichtig bleiben. Sie sollten nicht nur Funktionen für den Patienten übernehmen, sondern generell dem Menschen mehr Wertschätzung entgegenbringen als dessen allmählich versagenden Funktionen. Über die Wahrnehmung der Person des Patienten

Tabelle 8-3: Geeignete Stimulationsmittel für Alzheimer-Kranke

- Gedächtnistraining (Spiele, Rätsel)
- Erinnerungstraining (alte Filme, Lieder, Fotoalben)
- Verhaltenstherapie (positive Anreize schaffen, Lob, Belohnung)
- Kunsttherapie (Malen, Musizieren, Modellieren)
- Bewegungstherapie (Physiotherapie, Massage, Schwimmen, Wandern, Tanzen)
- Milieutherapie

hinaus sollte man ihm ein soziales Leben ermöglichen, das heißt mit dem Kranken lachen, spielen, wandern, tanzen, feiern, essen und trinken. Dazu kommen entsprechende professionelle Angebote, die der Stimulation dienen (**Tab. 8-3**). Wichtigste Form der kontinuierlichen Stimulation ist die Beibehaltung eines natürlichen Tagesrhythmus und der gewohnten Umgebung.

Je wohler und besser «beschäftigt» sich ein Patient fühlt, desto seltener wird er unruhig werden und davonlaufen wollen. Je müder ein Patient durch die verschiedenen, für ihn angenehmen Tagesaktivitäten wird – wozu auch möglichst regelmäßige körperliche Aktivität gehören sollte –, desto ruhiger wird er nachts schlafen können.

Was hilft dem Patienten, mit der Situation besser fertig zu werden?

Zunächst einmal die Tatsache, dass die stattfindenden Veränderungen **nicht selbst verschuldet**, sondern krankheitsbedingt sind. Auch der Hinweis, dass es gute und schlechte Tage geben wird, kann beruhigend wirken.

Für den Alltag gibt es eine Reihe von Tipps und Tricks, die den Verlust des Kurzzeitgedächtnisses ausgleichen helfen, zumindest eine Zeit lang:

- immer ein Büchlein mit den wichtigsten Notizen bei sich tragen: Adressen, Telefonnummern (inklusive die eigene), Notfallkontakte, Arztpraxis
- eine einfache Skizze mit dem Weg nach Hause
- wichtige Namen und Fotos von Personen und ihr Verwandtschaftsverhältnis zum Patienten
- deutliche Kennzeichnung von Räumen, Schränken, Schubladen über deren Bedeutung und Inhalt
- Wegweiser und Symbole in Haus oder Wohnung zu Badezimmer, Küche, Schlafzimmer
- deutlich sichtbare Uhr mit Digitalanzeige (die Patienten können Ziffern länger lesen als die Bedeutung von Uhrzeigern zu erfassen)

- Kalender aufstellen mit einzelnen Blättern, die täglich umgeblättert werden müssen. Das erleichtert die zeitliche Orientierung.

Warum wandern Alzheimer-Patienten so oft umher?

Ungezieltes Herumwandern und Davonlaufen sind die wohl häufigsten und schwierigsten Probleme, mit denen sich Angehörige von Demenzkranken konfrontiert sehen. Gefährlich wird es besonders dann, wenn das Weglaufen nicht zu Fuß stattfindet, sondern mit dem Auto oder anderen Transportmitteln. Mindestens sechs von zehn Alzheimer-Patienten gehen während des Krankheitsverlaufs «verloren», die meisten von ihnen wiederholt. Was löst beim Patienten die Ruhelosigkeit, den «Wandertrieb», und das «Ausreißen», aus? In **Tabelle 8-4** sind einige Faktoren aufgelistet, die gleichzeitig erläutern, was zur Prävention getan werden kann.

Verschiedene einfache Maßnahmen helfen dabei, Herumwandern und Weglaufen zu verhindern. Dazu gehört zum Beispiel das Anbringen von Barrieren, Zäunen, verschlossenen Toren oder elektronischen Meldesystemen mit mobilen Sendern.

Damit weggelaufene, orientierungslose Alzheimer-Patienten sicher wieder nach Hause gebracht werden können, sollten sie stets Erkennungszei-

Tabelle 8-4: Faktoren, die das Herumwandern und Weglaufen von Alzheimer-Patienten auslösen können.

- Versuch, alten Pflichten oder Gewohnheiten nachzugehen (zur Arbeit gehen, in die Kirche, zum Essen/Trinken ins Restaurant)
- Gefühl der Verlorenheit in neuer oder veränderter Umgebung
- Erkennt Verwandte oder Kinder oder gewohnte Orte und Objekte nicht mehr
- Fühlt sich unwohl in seiner Umgebung, zum Beispiel aufgrund von Lärm, Menschenmengen
- Suche nach etwas Spezifischem: Toilette/Badezimmer, Bett, Nahrung, Getränk, vertrauten Gesichtern
- Suche nach dem Nachhauseweg
- Bewusster Ausreißversuch
- Furcht vor ungewöhnlichen Erscheinungen (Geräusche, Halluzinationen)
- Ruhelosigkeit aufgrund mangelnder körperlicher Bewegung
- Einsamkeitsgefühl
- Verwirrung zu bestimmten Tages- oder Nachtzeiten
- Ruhelosigkeit und Verwirrung als Nebenwirkung von Medikamenten

chen (Name, Adresse, Telefonnummer der Angehörigen) bei sich tragen. Darüber hinaus ist es günstig, die Polizeistationen in der näheren Umgebung über den «Wandertrieb» eines Patienten zu informieren und den Beamten eine Personenbeschreibung mit aktuellem Foto auszuhändigen.

Sicherheit der Umgebung

Demenzkranke haben ein erhöhtes Unfall- und Sturzrisiko. Es ist wichtig, bereits frühzeitig im Verlauf der Erkrankung die Umgebung des Patienten einfach und sicher zu gestalten. Alles, was Anlass zu Verwirrung geben könnte, sollte möglichst entfernt werden. Geräte (vor allem elektrische), Fahrzeuge und bauliche Elemente, die die Sicherheit gefährden könnten, sollten möglichst unzugänglich sein. Wegweiser innerhalb einer Wohnung, zum Beispiel zur Toilette, erleichtern dem Patienten die Orientierung. Generell sollte die Umgebung (Haus, Wohnung, Zimmer) optimal zu beleuchten und lärmgeschützt sein. Überflüssige Möbel, unebene Bodenbeläge und andere Stolperquellen müssen entfernt werden.

8.3 Wenn der Patient alleine lebt

Der Arzt, der einem allein lebenden bzw. allein stehenden Patienten die Diagnose Alzheimer-Krankheit mitteilt, ist zuweilen in einer äußerst schwierigen Situation, zumindest dann, wenn der Betroffene uneinsichtig ist und die Symptome verleugnet.

Relativ einfach ist der Umgang mit einem verantwortungsbewussten, einsichtigen Patienten. Er wird einsehen, dass er längerfristig auf Hilfe und Betreuung angewiesen ist, und entsprechende Schritte unternehmen, um beispielsweise einen Platz in einem betreuten Wohn- oder Pflegeheim seiner Wahl zu bekommen.

Schwierig hingegen ist es, wenn Patienten nicht davon abzubringen sind, alleine und in gewohnter Umgebung weiterleben zu können, und damit letztlich sich und andere gefährden. Viele Betroffene sind beispielsweise nur schwer davon zu überzeugen, dass sie nicht mehr Auto fahren sollten. In einem solchen Fall ist es Sache des Arztes, den Patienten bei der entsprechenden Stelle zu melden, damit ihm die Fahrerlaubnis entzogen wird.

Der Arzt sollte, ja muss, zum **Advokaten des Patienten** werden. Nach geltender Rechtslage sollte er die entsprechenden Behörden/Sozialstellen/Sozialberatung rechtzeitig über die Situation seines allein stehenden Patienten in Kenntnis setzen, auf mögliche Gefahren hinweisen und dafür Sorge tragen, dass sein Patient regelmäßig von Sozialarbeitern oder entsprechenden Mitarbeitern zu Hause aufgesucht wird. Schließlich geht es auch darum, dem Patienten in finanziellen und rechtlichen Angelegenheiten behilflich zu sein bzw. diese in seinem Interesse zu regeln. Letztendlich muss dem Patienten ein gesetzlicher Vertreter oder Vormund richterlich zugeteilt werden.

Heikel ist besonders der Aspekt **Arbeitsplatz**. Bei einem noch berufstätigen uneinsichtigen Patienten muss der Arzt entscheiden, ob möglicherweise und zu welchem Zeitpunkt der Arbeitgeber über die Diagnose zu informieren ist, ohne Gefahr zu laufen, dass der Patient seinen Arbeitsplatz verliert, obwohl er durchaus noch einige Zeit zufrieden stellend voll oder teilweise arbeiten könnte.

Im Rahmen der Diagnoseeröffnung sollte der Arzt den Patienten über **Hilfsorganisationen** informieren, mit denen er in Kontakt treten kann, zum Beispiel eine lokale Alzheimer-Vereinigung, kirchliche soziale Einrichtungen oder Essen auf Rädern. Auch kann der Arzt die Aufgabe übernehmen, dass ein täglicher Telefondienst eingerichtet wird. Freunde und Nachbarn oder auch die Mitarbeiter des Arztes können beispielsweise täglich den Patienten anrufen und nachfragen, ob er etwas benötigt, und ihn auch daran erinnern – was oft vergessen wird –, dass er regelmäßig isst und trinkt.

8.4 Kommunikation mit Alzheimer-Kranken

Die progressive kognitive Verschlechterung beeinträchtigt die Fähigkeit von Alzheimer-Kranken, Informationen entgegenzunehmen, zu speichern und weiterzugeben. Damit die Betroffenen überhaupt verstehen, was man ihnen vermitteln will, muss die Kommunikation generell langsam, einfach, konkret, repetitiv und ehrlich erfolgen. Es ist zudem sehr wichtig, eine umsorgende, positive Atmosphäre für den Umgang mit den Patienten zu schaffen und die Kommunikation über nichtverbale Kanäle zusätzlich zu erleichtern.

Solange das Langzeitgedächtnis noch intakt ist, neigen die Alzheimer-Kranken dazu, über Vergangenes zu sprechen und in der **Vergangenheit** zu leben. Längst verstorbene Mütter oder Väter leben auf diese Art und Weise oft wieder auf. Die gute Kenntnis der Biografie und des kulturellen Hintergrundes der Patienten erleichtert es den Betreuungs- und Pflegepersonen im Pflegeheim maßgeblich, die Kommunikationsversuche von Demenzkranken richtig zu deuten.

Je fortgeschrittener der Verlust kognitiver Funktionen ist, desto stärker ist der Patient in seinem Erleben auf **Emotionen** beschränkt. Wie bei einem Säugling oder Kleinkind sind es die Hautkontakte, die kommunikative Inhalte vermitteln helfen. Liebevolle Berührung – in der englischen Fachliteratur wird der Begriff «loving touch» verwendet – und Massage sind in der westlichen Welt allerdings weitgehend ungenutzte Verhaltensweisen.

Laut einer Studie aus Süd-Korea hat die ausdrucksvolle Berührung, ergänzt durch beruhigende Worte, bei Demenzpatienten eine unmittelbare

Tabelle 8-5: Tipps für die Kommunikation mit Alzheimer-Kranken im fortgeschritteneren Stadium.

- Dem Kranken direkt gegenübersitzen (von Angesicht zu Angesicht), in einem ruhigen Raum
- Mimik und Körpersprache des Kranken beobachten, um seine Bedürfnisse «ablesen» zu können
- Dem Kranken mit warmem Lächeln in die Augen schauen (ohne zu starren!)
- Durch zarte Körperberührung zum Ausdruck bringen, dass man sich um den Kranken sorgt
- Das Selbstwertgefühl des Kranken mit einfachen Worten stabilisieren; zum Beispiel: «Wir sind sehr stolz auf Sie.»
- Dem Kranken Komplimente machen bezüglich besonderer Fähigkeiten; zum Beispiel, wenn ein Patient noch gut Klavier spielt oder singt oder strickt
- Geduld zeigen und dem Kranken genügend Zeit für die auch nicht-verbale Reaktion auf Fragen oder Bemerkungen lassen
- Dem Kranken zuhören, auch wenn dessen Worte keinen Sinn zu machen scheinen oder sich wiederholen
- Den Kranken mit nicht-verbalen Mitteln zu bestimmten Aktivitäten auffordern oder animieren, zum Beispiel gemeinsam mit anderen singen, spazieren gehen, in der Küche helfen

Verringerung von Ängstlichkeit und Unruhe zur Folge und verkürzt signifikant die Phasen dysfunktionalen Verhaltens.

Ein wesentliches Element in der Kommunikation mit Alzheimer-Kranken ist wiederholtes **Lob**. Der in seiner Selbstachtung tief verunsicherte Demenzkranke reagiert auf positive, seine Leistungen bestätigende Worte zumeist günstig. Auch häufigere Hinweise auf früher Erreichtes lassen einen Demenzkranken positive Momente erleben.

Wo verbale Kommunikation nicht mehr möglich ist, ist Raum für **Missverständnisse und Konflikte**. Hier können verschiedene einfache Maßnahmen helfen, und Problemen kann vorgebeugt werden (**Tab. 8-5**).

Es ist stets zu bedenken, dass nicht mangelnde oder nachlassende Intelligenz die Ursache von Kommunikationsschwierigkeiten darstellt, sondern die progressive degenerative Zerstörung spezifischer Hirnareale im Rahmen des Krankheitsgeschehens.

Kommunikationskanäle des Patienten

Hauptaugenmerk der Forschung war bisher im Wesentlichen die Verbesserung der Kommunikation zwischen Betreuungsperson und Patient. Wenig ist bekannt über die Kanäle, die von den Kranken benutzt werden, um sich zu «artikulieren». Es ist allgemein anerkannt, dass Patienten **verschiedene Wege der Kommunikation** beschreiten; diese können jedoch zumeist nicht von anderen interpretiert werden. Schwer Demenzkranke mit Sprachverlust zeigen ihre Gefühle, Bedürfnisse, Schmerzen häufig durch Vokalisierung (von anderen zumeist als unangenehm empfunden), Mimik mit Grimassen, Körpersprache oder auch schmerzhafte Berührung der Pflegeperson (in den Arm kneifen zum Beispiel). Niemand sollte darauf verärgert reagieren, sondern vielmehr versuchen, die Bedeutung der auffälligen Verhaltensweisen herauszufinden. Wie eine Mutter beim Geschrei ihres Babys zwischen Hunger und Wohlbefinden differenzieren kann, sollte es möglich sein, bei Alzheimer-Patienten an der Art und der Intensität der Vokalisation das Bedürfnis oder die Not zu erkennen.

Verschiedene Patienten kommunizieren Empfindungen und Emotionen durch **kreative Kanäle**. Sie konzentrieren sich auf spezielle Restfähigkeiten wie tanzen oder singen. Andere wiederum finden ein Ventil für die nonverbale Expression von Gefühlen in der Wiederaufnahme früher erlernter und überraschenderweise noch immer beinahe perfekt beherrschter kreativer Künste wie Klavier spielen oder malen.

Viele Patienten im fortgeschrittenen Stadium der Demenz reagieren allerdings mit vollständigem **emotionalem Rückzug und Apathie**. Trotz teilweise erhaltener verbaler Artikulationsfähigkeit bringen sie kaum mehr ihre Gefühle und Wünsche zum Ausdruck. Hier ist die Kommunikation auf liebevolle, umsorgende Zuwendung beschränkt.

Vermehrte Aufmerksamkeit sollte im Umgang mit Demenzkranken dem zentralen Aspekt, der Kommunikation, gewidmet werden. Je besser nämlich die «Botschaften» eines Alzheimer-Kranken erkannt und seine Bedürfnisse und Nöte gestillt werden, desto wohler fühlt sich der Patient und desto seltener dürften problematische Verhaltensstörungen in Erscheinung treten.

Die Bedeutung der Biografie

Bei Patienten mit Alzheimer-Demenz fällt als Erstes das Kurzzeitgedächtnis aus. Das Langzeitgedächtnis bleibt den Betroffenen in der Regel noch eine Zeit lang erhalten. Das bedeutet, die Kranken leben vielfach in der **Vergangenheit**, da sie die Erinnerungen aus Kindheit und Jugend weitgehend präsent haben. Eine Ehefrau wird auf diese Weise oft zur «Mutter».

Im Umgang mit Alzheimer-Kranken kann es hilfreich sein, Kenntnisse von Kultur, religiösem Hintergrund und Lebensbiografie der Betroffenen zu haben. Nur so lassen sich bestimmte Äußerungen der Patienten verstehen. Da auch die täglichen Rituale in den Rhythmus der Vergangenheit zurückfallen können – baden beispielsweise nur am Samstag –, lassen sich bestimmte Verhaltensweisen unter Umständen erklären, wie z.B. die Weigerung, täglich zu duschen.

Aus genau den gleichen Gründen sorgen am besten Musikstücke, Lieder, Gedichte oder Filme aus der Jugendzeit des Patienten für geeignete Ablenkung und Unterhaltung. Beim Hören oder Betrachten werden Erinnerungen wach, und nicht selten kennen die Kranken sogar noch die Texte alter Lieder auswendig und beginnen mitzusingen. Für Menschen aus anderen Sprachregionen und Ländern sollte es Unterhaltungsangebote in ihrer Muttersprache geben, da die später erlernten Sprachen dem Krankheitsprozess früher zum Opfer fallen dürften.

Ganz besonders wichtig für die Kommunikation ist die Berücksichtigung und Kenntnis der Kultur, der Religion und der Mentalität von Alzheimer-Kranken in einer alternden multikulturellen Gesellschaft. Hier ergeben sich zusätzliche Anforderungen an die Pflegekräfte. Im Rahmen der Ausbildungs-Curricula sollte folglich die Bedeutung der Biografie einen angemessenen Raum erhalten.

9 Rollen, Aufgaben und Probleme der Betreuungspersonen

Unterhaltung mit der Mutter

Ich erzähle ihr, dass ich nach Polen reise, um unserer Familiengeschichte nachzugehen, um nach meinen Wurzeln zu suchen.
«Weißt du, meine Eltern kamen aus Polen», antwortet sie.
«Nein, das war Vaters Familie.»
«Und woher kamen dann meine Eltern?»
«Aus Russland, aus Kiew.»
«Wirklich? Ich erinnere mich nicht mehr. Deine Tante Millie wird es wissen. Frag sie.»
«Mutter, Tante Millie ist gestorben.»
Sie beginnt zu weinen. «Wann? Niemand hat mir davon erzählt.»
«Schon vor Jahren, noch bevor Vater starb.»
«Ich weiß nicht, ich kann mich nicht erinnern.«

Linda Grant (aus «Remind Me Who I Am, Again!»)

9.1 Die diagnostische Familienkonferenz

Mit der Bestätigung der Diagnose «Alzheimer-Krankheit» bricht für viele Patienten und ihre nächsten Angehörigen die Welt zusammen, auch wenn der Verdacht auf diese heimtückische Krankheit seit langem aufgekeimt war, jedoch immer wieder verdrängt wurde. Der Überbringer der vernichtenden Botschaft muss folglich nicht nur über sehr viel psychologisches Fingerspitzengefühl verfügen, sondern möglichst auch Einblick in die Familiendynamik des Betroffenen haben. Die Art und Weise, wie der Arzt die Diagnose

Welche Fragen stellen die Betreuenden dem Arzt?

- Welche Abklärungen und Tests werden vorgenommen, und was braucht man dazu?
- Wie lange dauern die Untersuchungen?
- Wann liegen die Resultate vor?
- Ist die Diagnose sicher oder kann es sein, dass Sie sich täuschen?
- Braucht es zusätzliche Tests?
- Was bedeutet die Diagnose für uns?
- Wie ist die Prognose?
- Was ist für die nächsten Jahre zu erwarten in bezug auf Gedächtnis und Verhalten?
- Welche Belastungen kommen auf die Familie zu?
- Sind unsere Kinder auch Alzheimer-gefährdet?
- Welche Therapiemöglichkeiten existieren?
- Zahlt die Krankenkasse die Behandlung?
- Was kann man sonst noch tun, um die Situation zu erleichtern?
- Gibt es alternative Heilmittel gegen Alzheimer?
- Was bringt Gedächtnistraining?
- Ist Wein- oder Biertrinken erlaubt?
- Muss der Patient Diät halten?
- Muss der Patient den Führerschein abgeben?
- Wie redet man mit Bekannten darüber?
- Wie wird das Betreuungs- und Vertretungsrecht geregelt?
- Welche Vollmachten sind nötig?
- Wer hilft mit der Pflege und Betreuung?
- Welche Notfallmaßnahmen müssen ergriffen werden?

Vergleiche auch die Fragen und Antworten in Kapitel 11.

mitteilt, bestimmt den Ton des gesamten weiteren Verlaufs. Wie beständig und erfolgreich die neue therapeutische Allianz zwischen Arzt, Patient und Angehörigen oder Betreuungsperson sein wird, wird mit diesem Moment entschieden.

Ein geschickter Rahmen für die «Stunde der Wahrheit» ist die **diagnostische Familienkonferenz.** Ein solches Setting hat im Wesentlichen zwei Vorteile: Zum einen wird von Anfang an die Familie des Betroffenen (sofern vorhanden) in das Geschehen einbezogen, was für die Zukunftsplanung absolut unerlässlich ist. Zum anderen bekommt der Arzt eine Vorstellung davon, mit wem er sich in den folgenden Jahren die Betreuung des Patienten teilt und, nicht zu unterschätzen, wer sein zweiter Patient sein wird. Eine Alzheimer-Diagnose, zwei Patienten, lautet die praktische Erfahrung. Die Betreuungsperson eines Demenzpatienten erfährt während des oft jahrelangen Krankheitsprozesses zum Teil enorme gesundheitliche Belastungen und sollte vom behandelnden Arzt von Anfang an engmaschig beobachtet, wenn nicht sogar mitbehandelt werden.

Zwar versuchen viele Alzheimer-Patienten, zunächst ihre Symptome zu verleugnen. Dennoch wünschen mehr als 90% aller Betroffenen, von ihrem Arzt wahrheitsgemäß über die Diagnose informiert zu werden; das haben große Umfragen ergeben. Das ist überwiegend dadurch zu erklären, dass die Zukunftsgestaltung langfristig geplant und familiäre Angelegenheiten in Ordnung gebracht werden können.

Für die Angehörigen ist die Benennung der Krankheit vielfach eine Erlösung. Nun wissen sie endlich, warum der Ehepartner, die Mutter, der Vater sich in den Monaten davor so ungewöhnlich verhalten hat.

Die diagnostische Familienkonferenz ist ein geeigneter Anlass für den Arzt, Patienten und Angehörige darüber aufzuklären, was sie in der Zukunft zu erwarten haben, wie sich der Krankheitsverlauf gestalten wird. Gleichzeitig können die groben Details der Therapieplanung festgelegt werden. In diesem Zusammenhang sollten andere Aspekte der körperlichen Gesundheit nicht vergessen werden: die zahnärztliche Versorgung beispielsweise mit Prothetik und andere nötige Maßnahmen zum Erhalt des Kauapparates oder auch die augen- und ohrenärztliche Versorgung, um die Seh- und Hörfähigkeit sicherzustellen.

Während der Familienkonferenz sollten die Angehörigen vom Arzt nicht nur Informationen über die Krankheit und ihren Verlauf erhalten, sondern auch über Anlaufstellen und Institutionen, die Hilfe und Unterstützung anbieten.

Ein Arzt, der Alzheimer-Patienten behandelt, hat somit über die medizinisch-pharmakologische Therapie hinaus wichtige, ja entscheidende Aufgaben. Er agiert als Berater der Angehörigen und der Familie und er hat Vermittlerfunktion, wenn es um die Nutzung weiter gehender Ressourcen geht (ambulante Pflege/Spitex, Sozialarbeiter, Selbsthilfe- und Angehörigengruppen, Alzheimer-Vereinigungen, Ratgeberbroschüren/Literatur und vieles mehr).

Die Beratung der Angehörigen umfasst auch die Vorbereitung auf problematische Verhaltensweisen des Patienten sowie Ratschläge für den adäquaten Umgang damit. Es ist wichtig, Betreuungspersonen und Familienmitglieder darauf hinzuweisen, dass Patienten nicht mit Absicht Fehler machen oder sich schlecht benehmen. Es ist das biologische Krankheitsgeschehen, das dafür verantwortlich ist. Und es ist nicht ein Verschulden des Patienten, wenn er bei Harn- oder Stuhldrang die Toilette nicht erreicht. Das Verlernen der dafür erforderlichen Funktionen ist hier der Grund. Ein Alzheimer-Patient im fortgeschritteneren Krankheitsstadium ist einem Kleinkind vergleichbar, das noch nicht gelernt hat, die Hose aufzuknöpfen und die Toilette zu benutzen. Diese Rückentwicklung intellektueller und kognitiver erlernter Fähigkeiten muss den Angehörigen verständlich gemacht werden. Nur mit diesem Wissen ist im Rahmen der Betreuung eine Atmosphäre zu schaffen, die dem Patienten stress- und frustrationsfreies Wohlbefinden ermöglicht.

9.2 Die Planung der Pflege

Unmittelbar im Anschluss an die Diagnosestellung muss die Betreuung und Pflege des Patienten gründlich geplant werden. Dabei ist zu berücksichtigen, dass der Krankheitsprozess Jahre dauert, und dass die Pflege des Patienten mit Fortschreiten der Demenz zunehmend schwieriger wird. Die Betreuungsperson sollte optimalerweise über medizinische und pflegerische Grundkenntnisse verfügen oder diese gleich zu Beginn versuchen zu erwerben.

Im Einzelnen sollte die langfristige Planung folgende Aspekte umfassen:

- Therapieplanung, Festlegung der Therapieziele
- Arztbesuche, medizinisches Monitoring festlegen
- Sicherung der Behandlung von Begleitkrankheiten
- Sicherung der zahnärztlichen Versorgung
- Betreuungsperson (und deren Vertretung) definieren
- Rechtsvertreter/Vormund definieren und juristisch bestätigen, nötige Vollmachten ausstellen
- Programm-Angebote von Memory-Kliniken einholen

- Selbsthilfegruppen ausfindig machen, Sozialkontakte sichern
- Soziale Institutionen kontaktieren
- Liste von Tagespflege-Einrichtungen und Pflegeheimen besorgen
- Juristische und finanzielle Beratung organisieren
- Versicherungen informieren
- Testament, Patientenverfügung, Bestattungswünsche ansprechen
- Sicherheitsvorkehrungen in Haus- und Umgebung vornehmen
- Orientierungshilfen in Haus/Wohnung/Umgebung anbringen
- Weglaufschutz und Identifizierungshilfen anbringen
- Information über die Krankheit aushändigen und Schulung der Betreuungsperson anregen; Ernährung des Patienten sicherstellen
- Ferienvertretung für Betreuungsperson organisieren.

9.3 Betreuung der Betreuungspersonen

Patienten mit Alzheimer-Krankheit benötigen in der Regel eine Betreuung über längere Zeit hinweg. Diese kann zunächst von den Angehörigen wahrgenommen werden, d.h. vom Ehepartner, Sohn, von der Tochter, Schwiegertochter, von engen Freunden, hilfsbereiten Nachbarn, unter Umständen mit Unterstützung professioneller Institutionen/Organisationen, wie z.B. die ambulanten Pflegedienste in Deutschland oder die spitalexternen Dienste (Spitex) in der Schweiz. Mit Fortschreiten der Krankheit benötigen die Patienten Hilfe und Pflege rund um die Uhr. Diese Pflege ist von einer einzelnen Betreuungsperson kaum mehr zu bewältigen, vor allem, wenn das Verhalten der Patienten unerträglich wird. Aus diesem Grunde kommen bis zu 90% aller Alzheimer-Kranken zu irgendeinem Zeitpunkt vor ihrem Tod in ein Heim.

Für einen Alzheimer-Patienten zu sorgen ist die wohl größte und schwierigste Aufgabe, die jemand auf sich nehmen kann. Der Tod steht immer am Ende und der jahrelange Weg ist von Verlusten, harter Arbeit, emotionalem Stress und Isolation geprägt.

Die langjährige Pflege eines Alzheimer-Kranken birgt für die Betreuungsperson eine Reihe von **Risiken (Tab. 9-1)**, und es gehört zu den Aufgaben des behandelnden Arztes, von der Diagnosestellung an das Augenmerk auch auf die Betreuungsperson des Betroffenen zu richten.

Tabelle 9-1: Auswirkungen der Pflege auf die Betreuungsperson.

- Stress-Symptome wie Ermüdung, Magengeschwür, chronische Kopf- und/oder Skelettschmerzen, Schlafschwierigkeiten
- Emotionale Symptome, wie Depression, Spannungsgefühl, Wut, Kummer, Schuldgefühle, Überlastungsangst
- Verändertes Beziehungsgefüge – zum Patienten, innerhalb der Familie/Angehörigen, zu Freunden/Bekannten
- Veränderungen (bei Lebenspartnern) in Bezug auf Intimität und Sexualleben
- Rollentausch in der Partnerschaft (falls der Patient der bis dahin dominante Partner war, muss nun der «schwächere» diese ungewohnte Rolle übernehmen)
- Finanzielle und Einkommens-Einbussen durch die oder infolge der Krankheit sind die Regel. Das gilt insbesondere, wenn die Betreuungsperson infolge der Pflegeverpflichtungen nicht weiter beruflich tätig sein kann
- Einsamkeit infolge der Isolation von Freunden und Familie
- Keine Zeit mehr für eigene Interessen und Bedürfnisse

Einsamkeit ebnet der Depression den Weg

Oft ist es nicht die ständige Überforderung durch die Pflege, sondern vielmehr die **Isolation**, die die Betreuungspersonen von Alzheimer-Kranken in das tiefe Loch der Depression fallen lassen. Neuesten Studien zufolge klagen zwischen 30 und 55% aller Pflegenden über depressive Symptome, wobei Frauen offenbar stärker betroffen sind als Männer.

Diese Einsamkeit von Betreuungspersonen liegt weniger an der sozialen Isolation als vielmehr an dem Auseinanderbrechen einer interpersonellen Beziehung. Bei Ehe- oder Lebenspartnern beispielsweise verändert sich die Beziehung dahingehend, dass das Austauschen von Intimität, gemeinsame Ziele und gesellschaftliche Aktivitäten durch die Krankheit unwiderruflich beendet werden.

Die Entwicklung bzw. das Ausmaß der Einsamkeit (im Sinne des Verlassenheitsgefühls), unter der eine Betreuungsperson leidet, hängt unter anderem ab von der Qualität der Beziehung früher und jetzt und dem Ausmaß der verwandtschaftlichen Entfremdung. In verschiedenen Untersuchungen erwies sich die Einsamkeit als einziger signifikanter Prädiktor für eine Depression bei pflegenden Ehepartnern (weiblich wie männlich) und Töchtern von Alzheimer-Kranken.

Durch gute Beratung von Beginn an kann der Arzt der Betreuungsperson die Verarbeitung und das Zurechtkommen mit der neuen Situation erleichtern, zum Beispiel mit der Empfehlung, sich nicht selbst zu überfordern und bewusst die guten gemeinsamen Erinnerungen mit dem Patienten zu pflegen. Die Pflegepersonen wissen, dass die Beziehung mit dem Patienten sich stark verändern und wahrscheinlich schwierig werden wird; dies schützt vor späteren Enttäuschungen und erleichtert das Hinnehmen der zwangsläufig folgenden Verluste. Ganz wichtig ist es, dass man lernt, sich selbst zu verzeihen, wenn etwas nicht erwartungsgemäß funktioniert. Auch den Humor zu bewahren ist entscheidend. Mit dem Patienten gemeinsam lachen zu können wirkt ungemein entspannend.

Warum gründliche Planung so wichtig ist

Betreuer von Alzheimer-Patienten müssen einerseits jeden Tag so nehmen, wie er kommt, gleichzeitig aber für die Zukunft planen. In diesem Zusammenhang ist es hilfreich, die verfügbaren **Ressourcen und Hilfseinrichtungen** zu kennen und frühzeitig Kontakt aufzunehmen. Es geht vor allem auch darum, finanziellen und juristischen Beistand zu bekommen, Bank-, Renten- und Versicherungsgeschäfte optimal abzuwickeln. Auch wenn aufgrund von Schuldgefühlen viele Angehörige zunächst davor zurückschrecken: Das Thema (ambulante) Tagespflege und schließlich Pflegeheim muss frühzeitig diskutiert und entschieden werden.

Angehörige sind in der Regel keine geschulten Krankenschwestern oder Pfleger. Dennoch müssen sie im Interesse des Gesundheitszustandes des Patienten genau diese Rolle in der Betreuung wahrnehmen. Zu den elementaren Aufgaben einer Betreuungsperson von Alzheimer-Kranken gehören folgende Parameter:

- vernünftige, regelmäßige und ausreichende Ernährung (mit besonderer Berücksichtigung der Eiweiß-, Kalorien- und Vitaminaufnahme).
- Bewegung (gerade Alzheimer-Patienten profitieren enorm von körperlicher Bewegung); besonders geeignete Aktivitäten stellen Wandern, Tanzen, Schwimmen und Spiele dar.
- persönliche Hygiene (waschen/baden, ankleiden, Toilettengang); hier ist die regelmäßige tägliche Routine äußerst wichtig. Die Grundregel lautet: Die Körperhygiene sollte gewahrt bleiben, jedoch nicht auf Kosten emotionalen Stresses auf Seiten des Patienten.
- Zahnhygiene (der Zahnarzt sollte in die langfristige Betreuung des Patienten mit einbezogen werden; nicht selten sind es Probleme mit dem Gebiss, wenn Alzheimer-Kranke das Essen verweigern)
- Inkontinenz (hier geht es vor allem darum, Infektionen beizeiten zu erkennen und adäquat zu behandeln); häufige, routinemäßig in den Tagesablauf eingeplante Toilettengänge – auch wenn der Patient keinen Drang verspürt – wirken einer Inkontinenz entgegen. Es ist wichtig, die Kommunikationssignale des Patienten zu erkennen, die darauf deuten, dass er zur Toilette muss.

Tabelle 9-2: Maßnahmen und Vorkehrungen, die den Umgang mit Alzheimer-Kranken erleichtern können.

- Liebevoller, fürsorglicher Umgangston
- Geduld üben, dem Patienten Zeit geben – für alles
- Verständnis zeigen, auch wenn es schwer fällt
- Sinnlose, auf Logik basierende Diskussionen und Belehrungen vermeiden
- Nicht auf der eigenen Meinung beharren
- Den Patienten in Krisensituationen ablenken
- Anschuldigungen, Beschwerden und Vorwürfe des Patienten besser überhören und nicht darauf reagieren
- Keine überhöhten Leistungsmaßstäbe anlegen (selbst, wenn es nur das Kartoffelschälen betrifft)
- Loben und aufrichtig anerkennen, anstatt kritisieren oder mitleidig belächeln
- Den Patienten niemals lächerlich machen und zurechtweisen
- Einfache Regeln und feste Gewohnheiten einführen
- Klare Anweisungen geben, einfache, kurze Sätze formulieren
- Den Patienten immer wieder (wie nebenbei) mit konkreten Angaben zu Zeit, Datum, Wochentag und Jahreszeit versorgen
- Vieles, was Freude macht, gemeinsam unternehmen. Dem Leben noch einen Sinn geben
- Nicht auf Defizite fixieren. Den Patienten seine Restfähigkeiten anwenden lassen, auch wenn es nutzlos ist (zum Beispiel Stricken, Wäsche falten, Akkordeon-Spielen, Karten legen). Er braucht Erfolgserlebnisse.

Tabelle 9-3: Die sieben Stadien der Betreuung eines Alzheimer-Kranken.

Stadium I:	mit der Realität fertigwerden, Verarbeitung der Diagnose «Alzheimer»
Stadium II:	Entscheidung, welches Familienmitglied die Aufgabe der Betreuung übernehmen kann
Stadium III:	Betreuung zu Hause, zieht sich über Jahre hin
Stadium IV:	Entscheidung über eine Heimaufnahme des Patienten
Stadium V:	Betreuung während des Aufenthaltes in einer Institution/Pflegeheim
Stadium VI:	Der Tod des Patienten – Trauer und Erlösung
Stadium VII:	Wiederaufnahme des eigenen Lebens nach der Alzheimer-Krankheit – Heilung und Erneuerung

Wenn möglich, sollten die persönlichen Gewohnheiten des Patienten bei allen Aktivitäten der Pflege berücksichtigt werden. Zudem ist ständige Flexibilität gefragt, denn was gestern noch erfolgreich funktionierte, gelingt morgen vielleicht bereits nicht mehr.

Wie sich der Umgang mit dem Patienten entspannter gestalten lässt

Auch wenn sich derartige Tipps und Ratschläge in der einschlägigen Literatur wiederholen, sollen hier doch einige Empfehlungen aufgelistet werden, mit deren Hilfe sich der Umgang mit dem Alzheimer-Kranken im täglichen Leben entspannter gestalten lässt **(Tab. 9-2)**. Eine «Checkliste für Angehörige» kann unter www.patientenleitlinien.de unter dem Stichwort Demenz heruntergeladen werden.

Die Betreuung des Patienten – eine langwierige, schwierige Aufgabe

Die Pflege eines Alzheimer-Kranken umfasst aus Sicht der Betreuungsperson verschiedene Stadien, angefangen bei der Verarbeitung der Diagnose bis hin zu Trauer, Heilung und persönlicher Regeneration **(Tab. 9-3)**.

Um der schwierigen Aufgabe gerecht werden zu können, ist es absolut notwendig, dass Betreuungspersonen von Demenzkranken das Wesen der Alzheimer-Krankheit kennen und vollständig begreifen. Das beinhaltet auch die Kenntnis der möglichen Verhaltensänderungen im Verlauf des Krankheitsprozesses sowie der Vorteile und Limitationen sowie potenziellen Nebenwirkungen der verordneten Medikamente. Bei zu hohen bzw. falschen Erwartungen in Bezug auf die Therapie entsteht die Gefahr der Fehlbehandlung und des vorzeitigen Absetzens der eingesetzten Wirkstoffe mit dem Resultat, dass der Patient mehr leidet als nötig.

Die Betreuung eines Alzheimer-Kranken kann zwei oder zwanzig Jahre dauern. Das bedeutet, der behandelnde Arzt und die Betreuungsperson beginnen mit der Diagnosestellung und Therapieplanung eine Langzeit-Partnerschaft. Es versteht sich von selbst, dass diese sich nur bei gegenseitigem Vertrauen und Respekt bewährt.

Zehn Warnzeichen für Betreuer-Stress

Leugnung – Abstreiten der Erkrankungs-Symptome und ihrer Auswirkungen auf den Patienten

«Ich bin sicher, meiner Mutter geht es bald wieder besser.»

Zorn – gegenüber dem Alzheimer-Kranken oder anderen; darüber, dass keine wirksame Therapie existiert und die Leute angeblich nicht verstehen, was vor sich geht

«Wenn er mir diese Frage noch einmal stellt, schreie ich!«

Sozialer Rückzug – von Freunden und einst beliebten Aktivitäten

«Es ist mir nicht mehr wichtig, die Nachbarn oder Freunde zu besuchen.»

Angst – vor dem nächsten Tag und was die Zukunft bringen mag

«Was passiert, wenn er mehr Pflege braucht, als ich leisten kann?»

Depression – raubt jede Motivation und beeinträchtigt die Fähigkeit, mit der Situation fertig zu werden

«Es interessiert mich nicht mehr.»

Erschöpfung – verunmöglicht es, das Tagespensum zu bewältigen

«Ich bin zu müde dazu.»

Schlaflosigkeit – verursacht durch eine nicht enden wollende Liste von Sorgen und Befürchtungen

«Was, wenn sie wieder ausreißt oder stürzt und sich verletzt?»

Gereiztheit – hat Launigkeit zur Folge und löst negative Reaktionen aus

«Lass' mich in Frieden!»

Konzentrationsmangel – macht es schwer, selbst gewohnte Arbeiten zu verrichten

«Ich war so beschäftigt, da habe ich den Termin vergessen.»

Gesundheitsprobleme – die ständige Belastung fordert allmählich ihren Preis, geistig wie körperlich.

«Ich kann mich nicht erinnern, wann ich mich das letzte Mal gut gefühlt habe.»

10 Häufig gestellte Fragen

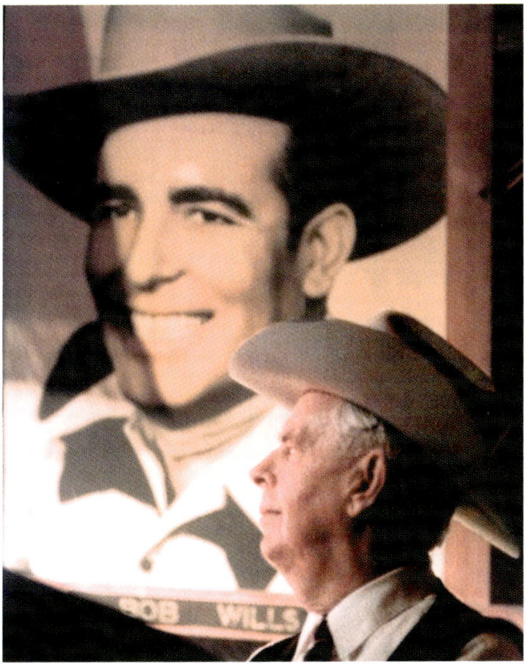

Abbildung 10-1: Musisches und künstlerisches Talent ist angeboren. Werden sie in jungen Jahren entwickelt und trainiert, können entsprechende Fähigkeiten bis in fortgeschrittene Stadien der Alzheimer-Krankheit erhalten bleiben. Ein gutes Beispiel dafür stellt ein ehemaliger Patient dar – ein Pianist, der rund 60 Jahre mit der erfolgreichen Western Swing Band «The Texas Playboys» spielte. Das Photo zeigt unseren Patienten, wie er zu seinem Idol Bob Wills aufblickt. Bob Wills wurde seinerzeit die Ehre zuteil, in die «Rock and Roll Hall of Fame» aufgenommen zu werden. Unser inzwischen verstorbener Patient setzte sein Klavierspielen mit der Band – aus dem Gedächtnis – selbst dann noch fort, als seine Demenz weit fortgeschritten war (im Besitz von Ralph W. Richter).

Schützt geistige Aktivität vor Demenz?

Neueren Untersuchungen zufolge scheinen sowohl körperliche als auch besonders geistige Aktivität das Demenzrisiko leicht zu senken. Zwar lassen sich auf diese Weise Demenzen nicht verhindern, wohl lässt sich aber ihre Entwicklung deutlich hinausschieben.

Günstige Auswirkungen auf den Erhalt der kognitiven Funktionen haben regelmäßiges Lesen (Bücher/Zeitschriften), Brettspiele (Schach/Mühle/Dame), Kartenspiele (Bridge/Canasta/Skat), Lösen von Kreuzworträtseln sowie das Spielen von Musikinstrumenten. Unter den körperlichen Aktivitäten scheint das Tanzen sehr gute Effekte zu zeigen. Die jeweilige Beschäftigung sollte mindestens an einem Tag in der Woche stattfinden.

Erkranken auch Tiere an Alzheimer?

Relativ wenig ist zu diesem Thema bisher bekannt, nicht zuletzt deshalb, weil es schwierig ist, kognitive Funktionen beim Tier in ähnlicher Weise zu messen wie beim Menschen. Bei Hunden wurden allerdings neuropathologische Veränderungen gefunden, die denen des Menschen mit Alzheimer-Krankheit verblüffend ähnlich sind. Auch hier zeigte sich eine zunehmende Belastung mit dem Lebensalter der Tiere. Senile Plaques vom Typ Beta-Amyloid und zerebrovaskuläre Amyloidose sind die wichtigsten histopathologischen Läsionen im Gehirn von Hunden, die älter als zehn Jahre sind.

Fördert Stress die Demenzentwicklung?

Stress besitzt die Fähigkeit sowohl günstige als auch ungünstige Effekte zu entfalten. Akuter Stress kann sogar bestimmte biologische Funktionen und Leistungen steigern. Ständiger Stress hingegen scheint sich eher negativ auf neurodegenerative Krankheiten auszuwirken. Vor allem die Region, in dem sich die Alzheimer-Krankheit vornehmlich manifestiert, der Hippokampus, ist offenbar sehr empfindlich für Stress, und es wird angenommen, dass Stress mitverantwortlich ist für einige schwere klinische Beeinträchtigungen wie beispielsweise Gedächtnisschwäche.

Die bisherigen Erkenntnisse der Forschung deuten darauf hin, dass oxidativer Stress – vermittelt durch reaktive Sauerstoffspezies im Gehirn – einen frühen und spezifischen Aspekt der Alzheimer-Demenz, nicht jedoch anderer Demenzformen darstellt. Auf dieser Erkenntnis beruht der Einsatz so genannter Neuroprotektiva zur Prävention und Behandlung der Alzheimer-Krankheit. Eine Reihe von Substanzen befindet sich gegenwärtig in der klinischen Prüfung.

Schützt Rauchen vor Alzheimer?

Zu dieser Frage ist nichts Genaues bekannt. Was man weiß ist, dass eine konstante Nikotintherapie die Aggregation von Beta-Amyloid im Gehirn reduziert. Ob durch das Rauchen ähnliche Effekte erzielt werden, ist nicht geklärt. Epidemiologische Studien ergaben widersprüchliche Ergebnisse. Auch weiß man nicht, welchen Einfluss das Verhalten und der Lebensstil von Rauchern auf die Manifestation der Alzheimer-Krankheit hat.

Senkt Weingenuss das Demenzrisiko?

Sofern Wein nicht maßlos getrunken wird, scheint er dank seiner antioxidativen Inhaltsstoffe (Flavonoide u.a.) einen gewissen Schutz vor Demenzen zu bieten. Biertrinken hingegen scheint einen gegenteiligen Effekt zu zeigen.

Es ist bisher nicht bekannt, inwieweit sich die Beobachtung auf das Demenzrisiko auswirkt, dass sich Weintrinker in der Regel gesünder ernähren als Bier- oder Schnapstrinker.

Schützen Östrogene vor Alzheimer?

Nach derzeitigem Kenntnisstand: nein. Es gibt keinerlei Studien, die einen präventiven Effekt bestätigen. Es scheint im Gegenteil das Risiko zu bestehen, dass die Östrogensubstitution in der Postmenopause das Demenzrisiko statistisch leicht erhöhen könnte. Andererseits mag es sehr wohl eine kritische Phase im Leben geben, in der Östrogene dank der neuroprotektiven Effekte primär protektiv wirken könnten.

Beeinflusst Testosteron die kognitiven Fähigkeiten?

Hohe Spiegel an zirkulierendem freien Testosteron sind mit einem statistisch besseren Ergebnis bei verschiedenen Gedächtnistests assoziiert. Das männliche Sexualhormon könnte in gewissem Umfang Schutz bieten. Es ist interessant, dass etwa zwei Drittel aller Männer über 70 Jahre niedrige Testosteron-Spiegel aufweisen. Inwieweit eine Substitution hier das Alzheimer-Risiko beeinflussen könnte, ist bisher nicht ausreichend untersucht worden, um Therapieempfehlungen formulieren zu können.

Können Arzneistoffe eine Demenz verursachen?

Zahlreiche Arzneimittel (rezeptpflichtige wie freiverkäufliche) können schwere Gedächtnisprobleme oder ein Delirium verursachen. Dazu zählen Sedativa (Hypnotika, Benzodiazepine), Antidepressiva, Anticholinergika, Antikonvulsiva und bestimmte, in der Kardiologie eingesetzte Medikamente. Auch Neuroleptika können bei Alzheimer-Patienten den kognitiven Abbau beschleunigen.

Können Statine Alzheimer verhindern?

Eine klare Antwort auf diese Frage ist noch nicht möglich, auch wenn die Ergebnisse von zwei großen Beobachtungsstudien eine signifikante Senkung des Demenzrisikos bei Personen erkennen ließen, die Statine zur Lipidsenkung einnehmen. Verschiedene derzeit laufende prospektive Studien werden hoffentlich in wenigen Jahren mehr Klarheit bringen. Die engen

Zusammenhänge zwischen Cholesterin-Metabolismus, Gefäßfunktion und Alzheimer-Pathologie lassen zumindest vermuten, dass aufgrund ihres Wirkungsmechanismus, der über die reine Lipidsenkung hinausgeht, Statine Einfluss nehmen auf die Entwicklung der Alzheimer-Krankheit oder einer vaskulären Demenz. Von einigen Forschern wird die sporadische Form der Alzheimer-Krankheit heute bereits als vaskuläres Geschehen betrachtet. Die entsprechenden Beweise – über die reine Assoziation hinaus – müssen jedoch noch erbracht werden.

Sind Entzündungshemmer präventiv wirksam?

Möglicherweise. Unklar ist bis heute jedoch, wie lange und welche nichtsteroidalen Antiphlogistika (NSAID) einzunehmen sind, um einen potenziellen protektiven Effekt zu erreichen. Auch wie der Wirkungsmechanismus von NSAID die Alzheimer-Pathologie beeinflusst, ist noch ungewiss.

Wird es bald einen Impfstoff gegen Alzheimer geben?

Bis dahin wird noch einige Zeit vergehen, auch wenn mit verschiedenen Formen von Vakzinen gegenwärtig experimentiert wird. Die erste klinische Studie am Menschen musste im Jahr 2002 abgebrochen werden, nachdem 18 der 350 Patienten eine schwere immunologische Nebenwirkung zeigten (Meningoenzephalitis). Interessanterweise ließ sich bei einigen der bis dahin geimpften Studienteilnehmer ein Effekt dokumentieren. An einer Modifikation dieses ersten Impfstoffes wird gearbeitet. Verschiedene pharmazeutische Firmen befassen sich zurzeit mit der Entwicklung weiterer Impfstoffe. Die Arbeitsgruppe um Denis J. Selkoe von der Harvard Universität in Boston entwickelt derzeit einen intranasalen Impfstoff gegen Beta-Amyloid, dem Hauptbestandteil der Plaques, die für die Alzheimer-Krankheit charakteristisch sind.

Gibt es Tests zum Nachweis der Alzheimer-Krankheit?

Einer Reihe von Molekülen (Tau, Abeta42) in biologischen Flüssigkeiten (Blut, Liquor, Tränenflüssigkeit, Urin) wird diagnostisches Markerpotenzial zugeschrieben. Allerdings wurde noch kein brauchbarer Marker kommerziell verfügbar gemacht, der eine genügend hohe Sensitivität und Spezifität hätte, um falschnegative und falschpositive Ergebnisse mit hoher Zuverlässigkeit auszuschließen. Hinzu kommt, dass keiner der wenigen bisher relativ brauchbaren Tests als Marker für die Schwere der Krankheit anerkannt wird.

Genetische Tests hingegen sind verfügbar. Ihre Aussagekraft beschränkt sich allerdings auf die Disposition, im Wesentlichen determiniert durch die Anwesenheit der ε4-Allele des Gens für Apolipoprotein E (ApoE).

Kommt es zur kognitiven Verschlechterung nach einer Bypass-Operation?

Bisherigen Erkenntnissen zufolge: ja. Bei rund 40% aller Patienten ergibt sich mit dem Eingriff eine bis zu fünf Jahre andauernde kognitive Funktionsverschlechterung. Die Mehrzahl der Betroffenen erreicht allerdings nach durchschnittlich sechs Monaten wieder das Ausgangsniveau.

Sterben Alzheimer-Kranke leichter?

Entgegen den Erwartungen ist bei Alzheimer-Kranken der psychologische und physische Stress, der mit dem Sterben einhergeht, sehr viel stärker ausgeprägt als bei mental gesunden Sterbenden. Die unmittelbar post mortem gemessenen Kortisolspiegel im Liquor und im Serum sind bei Alzheimer-Patienten signifikant höher als bei den Kontrollpersonen ohne Demenz. Die Kortisolspiegel korrelieren zudem positiv mit der Schwere der Erkrankung. Das bedeutet, dass Alzheimer-Patienten während des Sterbens eine Phase extremen organischen Stresses durchmachen, der auch durch Morphingabe in hoher Dosierung nicht unterdrückt wird.

Informationsquellen

Wer sich als Arzt über die Alzheimer-Krankheit und neueste Forschungsergebnisse informieren möchte oder seinen Patienten und den Angehörigen mit entsprechenden Hinweisen helfen will, wählt am besten das Internet. Hier findet sich eine Vielzahl von Informationsquellen nach dem Motto «für jeden etwas». Der größte Vorteil dieser «Sites»: Sie werden ständig überarbeitet und sind in der Regel auf dem neuesten Stand. Im Folgenden sind einige ausgewählte Adressen aufgeführt. Deren Auswahl erfolgte im Wesentlichen unter drei Gesichtspunkten: regionale Verteilung, wissenschaftliches Niveau, Verbindungen über «Links» zu anderen «Sites». Letzterer Aspekt ist besonders wichtig, da jeder Internetnutzer durch die Wahl der entsprechenden «Links» seinem individuellen Informationsbedürfnis nach Herzenslust nachkommen kann.

Nicht berücksichtigt bei der Auswahl sind die internationalen, speziell englischsprachigen Websites. Sie sind jedoch mit Hilfe der großen Suchmaschinen (zum Beispiel «www.google.com» oder «www.yahoo.com») ganz einfach zu finden. Wer in die aktuelle Fachliteratur einsteigen will, sollte den Weg über «Medline» wählen (www.nlm.nih.gov; nach Öffnen der Homepage auf «Medline/PubMed.» klicken). Hier findet der Interessierte unter dem Stichwort «Alzheimer's disease» die neuesten Fachartikel aufgeführt und kann sogar die Zusammenfassungen (Abstracts) herunterladen und ausdrucken.

Alzheimer's Disease International (Head Office)

www.alzdisint.demon.co.uk

Alzheimer Angehörige Österreich

E-Mail: alzheimeraustria@via.at

Deutsche Alzheimer Gesellschaft

www.deutsche-alzheimer.de

Schweizerische Alzheimervereinigung

www.alz.ch

Alzheimer's Association

www.alz.org

Alzheimer's Disease Education and Referral (ADEAR) Center

www.alzheimers.org

Alzheimer-Forum Deutschland

www.AlzheimerForum.de

Alzheimer-Forum Schweiz

www.alzheimerforum.ch

Alzheimer-Hilfe

www.Alois.de

Alzheimer-Information

www.demenzinfo.de
www.alzheimer-net.ch

Deutsche Seniorenliga – Alzheimer Information

www.dsl-alzheimer.de

Meine Gesundheit – Alzheimer-Kontaktstellen

www.meine-gesundheit.de

Memory Clinic Basel

www.memoryclinic.ch

National Institute of Neurological Disorders and Stroke

www.ninds.nih.gov

Survivre Alzheimer

www.survivre-alzheimer.com

Empfehlenswerte Literatur

Bücher und Broschüren

Brandt, T.; Dichgans, J.; Diener, H. C. (Hrsg.): Therapie und Verlauf neurologischer Erkrankungen. Verlag W. Kohlhammer Stuttgart, 1998.

Burns, A.; Lawlor, B.; Craig, S. (eds.): Assessment Scales in Old Age Psychiatry. Martin Dunitz London, 1999.

Ermini-Fünfschilling, D.: Habe ich Alzheimer? Wissenswertes zum Thema Demenz und Alzheimer-Krankheit. Novartis Pharma Schweiz AG, Bern, 1998.

Iqbal, K.; Sisodia, S.S.; Winblad, B. (eds.): Alzheimer's Disease: Advances in Etiology, Pathogenesis and Therapeutics. John Wiley & Sons, 2001.

Markowitsch, H. J.: Gedächtnisstörungen. Verlag W. Kohlhammer Stuttgart, 1999.

Maurer, Konrad; Maurer Ulrike: Alzheimer. Das Leben eines Arztes und die Karriere einer Krankheit. Piper München Zürich, 1998.

Richter, R.W.; Blass, J. P.: Alzheimer's disease. A guide to practical management. Mosby St. Louis, 1994.

Richter, R.W.; Zoeller Richter, B. (eds.): Alzheimer's Disease. A Physician's Guide to Practical Management. Humana Press Totowa, New Jersey, 2004.

Richter, R.W.; Zoeller Richter, B.: Alzheimer's Disease. Mosby Elsevier London, 2002.

Sonnweid Campus Wetzikon (Hrsg.): Gedanken, wie Blätter im Wind. Leitfaden für die Betreuung verwirrter Menschen. Sonnweid Campus, Wetzikon, 1998.

Squire, L.R.; Kandel, E. R.: Gedächtnis. Die Natur des Erinnerns. Spektrum Akademischer Verlag Heidelberg, 1999.

Wettstein, A.: Checkliste Geriatrie. Georg Thieme Verlag Stuttgart New York, 1997.

Artikel

Alzheimer Forum Schweiz: Diagnostik und Therapie der Alzheimer Krankheit. Ein Konsensus für die Schweiz. Schweizerische Ärztezeitung 1999; 80 (14): 843–851.

American Psychiatric Association: Diagnostic and statistical manual of mental disorders, fourth edition, Washington, DC, 1994.

Areosa Sastre A; Sherriff, F.: Memantine for dementia. The Cochrane Library, issue 1, 2003. Oxford: Update Software.

Barnes, L. L. et al.: Gender, cognitive decline, and risk of AD in older persons. Neurology 2003; 60: 1777–1781.

Birks, J.; Flicker, L.: Selegiline for Alzheimer's disease. Cochrane Database Syst Rev 2003; 1: CD000442.

Birks, J.; Grimley E.V.; Van Dongen, M.: Ginkgo biloba for cognitive impairment and dementia. Cochrane Database Syst Rev 2002; 4: CD003120.

Birks, J.S.; Harvey, R.: Donepezil for dementia due to Alzheimer's disease. Cochrane Database Syst Rev 2003; 3: CD001190.

Boustani, M. et al.: Screening for dementia in primary care: a summary of the evidence for the U. S. Preventive Services Task Force. Ann Intern Med 2003; 138 (11): 927–937.

Clark, C.M.; Karlawish, H. T.: Alzheimer disease: current concepts and emerging diagnostic and therapeutic strategies. Ann Intern Med 2003; 138: 400–410.

Cohen-Mansfield, J.: Agitated behaviors in the elderly. JAGS 1986; 34: 722–727.

Cummings, J. L. et al.: The Neuropsychiatric Inventory: comprehensive assessment of psychopathology in dementia. Neurology 1994; 44: 2308–2314.

Cummings, J. L. et al.: Guidelines for managing Alzheimer's disease: Part II. Treatment. Am Fam Physician 2002; 65: 2263–2272.

Dodge, H. H. et al.: Functional transitions and active life expectancy associated with Alzheimer disease. Arch Neurol 2003; 60: 253–259.

Farlow, M. R. et al.: Memantine/donepezil dual therapy is superior to placebo/donepezil therapy for treatment of moderate to severe AD. Neurology 2003; 60 (suppl 1): A412.

Farris, W. et al.: Insulin-degrading enzyme regulates the levels of insulin, amyloid beta-protein, and the beta-amyloid precursor protein intracellular domain in vivo. Proc Natl Acad Sci USA 2003; 100 (7): 4162–4167.

Finkel, S. I. et al.: A brief agitation rating scale (BARS) for nursing home elderly. JAGS 1993; 41: 50–52.

Flicker, L.; Grimley Evans, G.: Piracetam for dementia or cognitive impairment. Cochrane Database Syst Rev (2001); (2): CD001011.

Folstein, M. F.; Folstein, S. E.; McHugh, P. R.: Mini-Mental State: a practical method for grading the cognitive state of patients for the clinician. J Psychiat Res 1975; 12: 189–198.

Galasko, D.: Insulin and Alzheimer's disease. An amyloid connection. Editorial. Neurology 2003; 60: 1886–1887.

Ganguli, M. et al.: Association between dementia and elevated TSH: a community-based study. Biol Psychiatry 1996; 40: 714–725.

Gustavson, A. R.; Cummings, J. L.: Assessment and treatment of neuropsychiatric symptoms in Alzheimer's disease. In: Richter, R.W.; Zoeller Richter, B. (eds.): Alzheimer's Disease. A Physician's Guide to Practical Management. Humana Press Totowa, 2004: 371–385..

Hachinsky, V. C. et al.: Cerebral blood flow in dementia. Arch Neurol 1975; 32: 632–637.

Hardy, J.: Genetics of Alzheimer's disease and related disorders. In: Richter, R.W.; Zoeller Richter, B. (eds.): Alzheimer's Disease. A Physician's Guide to Practical Management. Humana Press Totowa, 2004: 3–20.

Hirono, N. et al.: Accelerated memory decline in Alzheimer's disease with apolipoprotein epsilon-4 allele. J Neuropsychiatry Clin Neurosci 2003; 15: 354–358.

Holtzer, R. et al.: The rate of cognitive decline and risk of reaching clinical milestones in Alzheimer disease. Arch Neurol 2003; 60: 1137–1142.

Howieson, D. B. et al.: Natural history of cognitive decline in the old old. Neurology 2003; 60: 1489–1494.

Jones, R. W. et al.: First head-to-head study comparing the tolerability and efficacy of donepezil and galantamine in Alzheimer's disease. 7th International Geneva/ Springfield Symposium on Advances in Alzheimer Therapy (AAT); 2002, April 3–6, Geneva, Switzerland.

Kammoun, S. et al.: Immediate causes of death of demented and non-demented elderly. Acta Neurol Scand Suppl 2000; 176: 96–99.

Karlawish, J.H.T.; Clark, C.M.: Diagnostic evaluation of elderly patients with mild memory problems. Ann Intern Med 2003; 138: 411–419.

Lanctot, K.L. et al.: Efficacy and safety of cholinesterase inhibitors in Alzheimer's disease: a meta-analysis. Canad Med Ass J 2002; 169 (6): 557–564.

Lane, P. et al.: A pain assessment tool for people with advanced Alzheimer's and other progressive dementias. Home Healthc Nurse 2003; 21 (1): 32–37.

Lindenbaum, J. et al.: Neuropsychiatric disorders caused by cobalamin deficiency in the absence of anemia or macrocytosis. N Engl J Med 1988; 318: 1720–1727.

Lippa, C.F.; McKeith, I.: Dementia with Lewy bodies. Editorial. Neurology 2003, 60: 1571–1572.

Lopez-Arrieta, J.M.; Birks, J.: Nimodipine for primary degenerative, mixed and vascular dementia. Cochrane Database Syst Rev 2002; 3: CD000147.

Luis, C.A. et al.: Mild cognitive impairment. Directions for future research. Neurology 2003; 61: 438–444.

Mathews, K.D.; Richter, R.W.: Binswanger's disease: its association with hypertension and obstructive sleep apnea. J Okla Med Assoc 2003; 96 (6): 265–268.

McKann, G. et al.: Clinical diagnosis of Alzheimer's disease: report of the NINCDS-ADRDA Work Group under the auspices of Department of Health and Human Services Task force on Alzheimer's Disease. Neurology 1984: 34: 939–944.

Merdes, A.R. et al.: Influence of Alzheimer pathology on clinical diagnostic accuracy in dementia with Lewy bodies. Neurology 2003; 60: 1586–1590.

Notkola, I.L. et al.: Serum total cholesterol, apolipoprotein E epsilon 4 allele, and Alzheimer's disease. Neuroepidemiology (1998); 17: 14–20.

Olin, J.; Schneider, L.: Galantamine for Alzheimer's disease. Cochrane Database Syst Rev 2002; 3: CD001747.

Ott, B.R.: Gender differences in behavior of AD patients. In: Richter, R.W.; Zoeller Richter, B. (eds.): Alzheimer's Disease. A Physician's Guide to Practical Management. Humana Press Totowa, 2004: 353–361.

Perry, T.; Greig, N.H.: The glucagon-like peptides: a new genre in therapeutic targets for intervention in Alzheimer's disease. J Alzheimers Dis 2002; 4 (6): 487–496.

Pfeffer, R.I. et al.: Measurement of functional activities in older adults in the commuity. J Gerontol 1992; 37: 323–329.

Refolo, L.M. et al.: Hypercholesterolemia accelerates the Alzheimer's amyloid pathology in transgenic mouse model. Neurobiol Aging, in press.

Reisberg, B. et al.: Evidence and mechanisms of retrogenesis in Alzheimer's and other dementias. Am J Alzheimers Dis Other Demen 2002; 17 (4): 202–212.

Reisberg, B. et al.: Memantine in moderate-to-severe Alzheimer's disease. N Engl J Med 2003; 348: 1333–1341.

Rosen, J. et al.: The Pittsburg Agitation Scale: a user-friendly instrument for rating agitation in dementia patients. Am J Geriatric Psychiatry 1994; 2: 52–59.

Rosen, W.G. et al.: Pathological verification of ischemic score in differentiation of dementias. Ann Neurol 1980; 7: 486–488.

Scarpini, E.; Scheltens, P.; Feldman, H.: Treatment of Alzheimer's disease: current status and new perspectives. Lancet Neurology 2003; 2: 539–547.

Schultz, C. et al.: Neuropathology of Alzheimer's disease. In: Richter, R.W.; Zoeller Richter, B. (eds.): Alzheimer's Disease. A Physician's Guide to Practical Management. Humana Press Totowa, 2004: 21–31.

Ship, J. A. et al.: Diminished submandibular salivary flow in dementia of the Alzheimer type. J of Gerontol: Medical Sciences 42 (1990); 2: M61–M66.

Simons, M. et al.: Cholesterol depletion inhibits the generation of beta-amyloid in hippocampal neurons. Proc Natl Acad Sci USA (1998); 95: 6460–6464.

Sparks, D. L.: Coronary artery disease, hypertension, ApoE, and cholesterol: a link to Alzheimer's disease? Ann NY Acad Sci (1997); 826: 128–146.

Sunderland, T. et al.: Decreased beta-amyloid$_{1-42}$ and increased tau levels in cerebrospinal fluid of patients with Alzheimer disease. JAMA 2003; 289 (16): 2094–2103.

Tankosic, T.: Memory-enhancing drugs in development. CNS News (2002); Sept: 8–9.

U. S. Preventive Services Task Force: Screening for dementia: recommendation and rationale. Ann Intern Med 2003; 138 (11): 925–926.

Watson, G. S. et al.: Insulin increases CSF Abeta42 levels in normal older adults. Neurology 2003; 60: 1899–1903.

Weiner, M. F.: Management of emotional and behavioral symptoms in AD. In: Richter, R.W.; Zoeller Richter, B. (eds.): Alzheimer's Disease. A Physician's Guide to Practical Management. Humana Press Totowa, 2004: 363–369.

Weltgesundheitsorganisation: Internationale Klassifikation psychischer Störungen: ICD-10, Kapitel V (F): Klinisch-diagnostische Leitlinien. Bern, Hans Huber Verlag 1991.

Whyte, E. M. et al.: Cognitive and behavioral correlates of low vitamin B12 levels in elderly patients with progressive dementia. Am J Geriatr Psychiatry 2002; 10: 321–327.

Wilcock, G. K.: Memantine for the treatment of dementia. Lancet Neurology 2003; 2: 503–505.

Wilkinson, D. G. et al.: A multinational, randomized, 12-week comparative study of donepezil and rivastigmine in patients with mild to moderate Alzheimer's disease. Int J Clin Pract 2002; 56: 441–446.

Winblad, B.; Poritis, N.: Memantine in severe dementia: results of the M-Best Study. Int J Geriatr Psychiat 1999; 14: 135–146.

Wolf, R.; Weber, S.: Einflussfaktoren für eine verzögerte Erstdiagnose bei Demenzerkrankungen. Z Gerontol Geriat 1998; 31: 209–221.

Wolozin, B. et al.: Decreased prevalence of Alzheimer disease associated with 3-hydroxy-3-methylglutaryl coenzyme A reductase inhibitors. Arch Neurol 57 (2000); 10: 1439–1443.

Zoeller, B.; Hock, C.; Kull, H. U.: Rationale Therapie der Alzheimer-Demenz auf der Grundlage aktueller klinischer Studien. Schweiz Rdschau Med PRAXIS 2001; 90: 827–834.

Sachregister